Q&Aですらすらわかる

ホメオスタシスのしくみ

臓器間ネットワークから解く健康

●著　志内　哲也
徳島大学大学院医歯薬学研究部生理学分野 准教授

株式
会社　杏林書院

まえがき

　「ホメオスタシス」という言葉は聞いたことがあるけど，その仕組みを理解しているかと言われると，自信をもって理解していると答えられる人は少ないのではないでしょうか．それでは，健康って何でしょう？　病気じゃないこと？　医者にとっても健康を定義することは難しいと思いますが，あえて健康の定義をひとつ挙げるとするならば「ホメオスタシスをうまく維持できている状態」と言えます．ホメオスタシスは生体恒常性とも呼ばれます．その名のとおり，からだを常に同じ状態に保つ機能です．私たちは普段，からだの中の変化を気にすることなく生活していると思います．寝ている状態から起きて立った状態では，血圧が大きく変化していることも感じません．体温を維持しようと体内では一生懸命に熱産生が行われていることも感じません．しかし，私たちのからだの中では，ホメオスタシスを自律的に維持する機能が備わっていて，私たちが知らない間に「ちょうどいい」レベルにチューニングしてくれています．食べ過ぎても，汗をかきすぎても，からだに負担をかけない程度の時間で元の状態に戻してくれます．健康を維持できるのはそのためです．ホメオスタシスが崩れ始めると，未病ゾーンを経て，徐々に病気に至ります．だからこそ，ホメオスタシスを維持するメカニズムは多岐にわたっています．

　ホメオスタシスを考えるにあたっては，必ず脳を含めた「個体」を俯瞰する必要があります．臓器や組織はお互いに連絡を取り合いながら生存に有利な状態を保ち続け，結果として個体の維持につながります．各組織だけにフォーカスしてしまうと，重要な現象を見落としてしまいます．ホメオスタシスを研究する学問としては生理学が中心になります．生理学は古くからあり，ノーベル賞にも医学生理学賞があるように，歴史のある学問です．近年では，研究手技の発展により，これまでは現象として知られていたことが，そのメカニズムまで明らかになってきました．ホメオスタシスの生理学は，今や古くて新しい学問に進化しています．著者はこれまでに，運動や栄養，

睡眠やストレスといった生理学的研究に携わってきて，このようなホメオスタシス維持現象や研究結果を目の当たりにしてきました．この経験や知識を読者のみなさんに共有してほしいとの思いから，執筆にあたりました．

　本書では，ホメオスタシスを維持する機構について，できるだけ平易な言葉で解説しています．遺伝子や分子の名前も極力入れないようにしてあります．また，興味のあるテーマなど，どこからでも読めるように Q&A 方式で構成してあります．最初に Answer として，ズバリ回答しています．また，随所に Coffee Break を設け，関連したちょっと面白い話も掲載しましたので，興味のある方は，お読みいただければと思います．第 1 部にあたる Question1〜12 は，教科書レベルの基礎的な内容で，実例を挙げながら解説してあるので，初学者はここから読み始めるとホメオスタシスの理解が進むと思います．また，生命活動は代謝で成り立っているため，第 2 部にあたる Question13〜21 では代謝とホメオスタシスについて書いてあります．ここでは細胞内代謝だけでなく，よりマクロな視点として栄養学的な代謝も含めています．一方，日常生活で大きくホメオスタシスを動かす刺激として，運動と栄養摂取があります．第 3 部（Question22〜30）と第 4 部（Question31〜35）では，それぞれ運動と栄養の視点からホメオスタシスをみたトピックを選んでみました．第 5 部（Question36〜40）では，精神・心理的なストレスによるホメオスタシスへの影響について，運動や栄養，発達も絡めながら紹介しています．それぞれのトピックで基本的な部分から専門的な研究内容まで紹介しているので，大学生にとっての教養書としても，卒論や大学院生の研究テーマを選ぶ際の入門書としても，役立ててもらえればと思います．

2023 年 5 月

志内哲也

Contents

Que 1 ホメオスタシス（恒常性）とは何か？

Ans

外部環境が変化するなど，生体に対して内部環境を変化させ得る刺激が入ったとしても，生体内の環境をできるだけ一定の状態に保とうとする機能．ヒトにおいては，自律神経系と内分泌系，および免疫系がその主な機能を担っている．しかし，機械的な値として厳密に一定に保つわけではなく，目標値に近い値でゆらぎながらホメオスタシスを保つ．

　私たちは，必ずしも毎日を健康的に過ごすことはなく，食べ過ぎたり飲みすぎたり，多少の不摂生をすることもある．しかし，いつも健康診断をしているわけではないにもかかわらず，健康に過ごせていることが多い．これは，身体の中に健康の自動調節機能が備わっているからだろうか．

生体恒常性とは

　体温や血糖値は，高すぎても低すぎても，身体にとっては大きなストレスになる．身体には，外部の環境に左右されても，私たちが意図せずとも，できるだけ一定の状態に保とうとする機能が備わっている．1932年にウォルター・キャノンは，著書「からだの知恵（The Wisdom of the Body）」で，その自動的な調節機能を「ホメオスタシス」（ギリシア語で同一の状態という意味）として提唱した[1]．ホメオスタシスは一定の状態に固定して動かない状態ではなく，変動しながらも一定に保とうとする状態を指す．

自律神経系と内分泌系と免疫系

　ホメオスタシスをうまく制御するために，体内には様々なシステムが存在している．なかでも，自律神経系と内分泌系と免疫系は，3大調節システムとして重要である（図1）．

　自律神経には，交感神経と副交感神経の2種類が存在する．呼吸や心拍数，血圧や体温などを，比較的早く制御することで，ホメオスタシスを維持する．交感神経と副交感神経の作用は相反することが多い．神経伝達物質はそれぞ

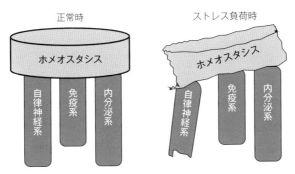

図1　ホメオスタシスの3大調節システムの模型図

れ異なる．交感神経はノルアドレナリンを主としており，副交感神経はアセチルコリンである．また，投射先は，臓器により異なる場合や，どちらも投射している場合がある．自律神経系の活性は，ホルモン濃度によって影響を受ける場合がある．

　内分泌系は，ホルモンと呼ばれる分泌物を血液内に放出し，全身に行き渡らせることで作用する．ただし，行き渡った組織ではそれぞれのホルモンの受容体がなければ作用しない．効果が出るまで数分かかるため，自律神経系と比べるとホメオスタシスを維持する速度は少し遅い．自律神経系は各臓器に投射している神経が直接的に作用するのに対して，内分泌系はホルモンを同時に全身に巡らせつつ受容体を介して遠隔地で作用させる．また，アドレナリン分泌が交感神経活性に制御されているなど，ホルモン分泌は自律神経系の活動によって調節される場合がある．すなわち，自律神経系と内分泌系はお互いにその活性化を制御しあっている．

　自律神経系と内分泌系は生体内部の調節系として働くのに対して，免疫系は，外部からの異物の侵入から身体を守ることで，ホメオスタシスを維持する．免疫系については後述（Que12）するが，その免疫担当細胞の反応により，自律神経系や内分泌系を用いてわざとホメオスタシスを崩して生体に侵入した異物を退治・排除する．

ゆらぎとあそび

　ホメオスタシスは身体の中を一定の値に保つシステムだが，その基準値は

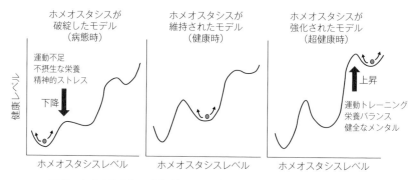

図2 ホメオスタシスゆらぎレベルと健康レベルの相関を表したモデル

厳密に一定というわけではない．血糖値や血圧，体温などで考えてみると，朝方と夕方で異なり，食前と食後でも違う値を示す．このように，機械的な値として一定になるのではなく，目標値に近い値でゆらぎながらホメオスタシスを保つ．これは24時間の生活リズムや体内時計，および外部環境による影響が大きい[2]．その時々により至適な生体内部の環境に整うように，セットポイントが設定される．体温なら36~37℃，血糖値なら90~110mg/dlぐらいに，ホメオスタシスは設定されたセットポイントに合うように，ゆらぎながらうまく微調整される[3]．ホメオスタシスのゆらぎレベルには山と谷があり，健康のレベルもそれによって変化するのかもしれない（図2）．

　外部刺激によって血糖値や体温が変化したのち，その結果を感知して自律神経系やホルモンによりセットポイントまで戻す機構をフィードバック制御という．その一方で，外部から刺激が入っても，血糖値や体温をすぐに変化させない機構も働く．例えば，少し寒い部屋に入ってしばらくすると徐々に体温が低下するが，あらかじめ体温を上昇させる機構を活発にしておけば，体温の低下を防ぐことができる．これをフィードフォワード制御という．視床下部はその制御ボックスとしての役割を担っていることが多い[4]．車のアクセルやブレーキには，少しぐらい踏み込んでもスピードは変わらない"あそび"が存在するが，ホメオスタシスにもフィードフォワード制御ができる，ある程度の"あそび"が存在するといえよう．

生物学的なホメオスタシス

ホメオスタシスという言葉は汎用性がある．食物連鎖や真社会性などの社会的安定を保つようなシステムを生態学的ホメオスタシスと呼ぶ．また，ストレスフリーで快適な感情状態を保つようなシステムは，心理学的なホメオスタシスと呼ばれることもある．本書では特に，ヒトを代表とした恒温動物の生物学的な生体の恒常性を「ホメオスタシス」と呼ぶことにする．

文　献

1）Cannon WB: The Wisdom of the Body. W W Norton & Co, 1932.
2）Koronowski KB, Sassone-Corsi P: Communicating clocks shape circadian homeostasis. Science, 371（6530）: eabd0951, 2021.
3）Jordan SD, Könner AC, Brüning JC: Sensing the fuels: glucose and lipid signaling in the CNS controlling energy homeostasis. Cell Mol Life Sci, 67: 3255-3273, 2010.
4）Burdakov D.: Reactive and predictive homeostasis: Roles of orexin/hypocretin neurons. Neuropharmacology, 154: 61-67, 2019.

Que 2 血糖値を調節する意外な臓器 とは？

血糖値の調節には，インスリンやグルカゴンを分泌する膵臓だけでなく，グリコーゲン分解や糖新生により血糖値を調節する肝臓，不要な血中グルコースを排泄する腎臓，糖質吸収やインスリン分泌に影響を与える消化管，これらを統率する脳など，多くの臓器が関与する．

一般的に「血糖値」と呼ばれるものは，「血中グルコース濃度」であり，血液中の単糖類であるグルコースの濃度を指す．市販されている血糖値測定器で測定可能であり，高血糖は糖尿病のイメージがあるため，比較的親しみのある血中パラメータであるが，どのようにコントロールされているのだろうか．

血中グルコースは様々な細胞で利用される

グルコースは様々な組織や細胞で取り込まれ，細胞内エネルギーであるアデノシン 3 リン酸（Adenosine Tri-phosphate：ATP）を作るための原料として利用される．エネルギー需要が低いときは，グリコーゲンとして貯蔵されるか，脂肪に変換して脂肪組織に貯蔵される．ATP はグルコースからだけでなく，脂肪酸やアミノ酸からも作られるが，グルコースは比較的早く ATP 産生に寄与できる．グルコースと脂肪酸の利用比率は組織や細胞によって異なるが，脳や赤血球は基本的に脂肪酸をエネルギーとして利用できないこともあり，グルコースは万能なエネルギー源として重宝される．

血中グルコースは様々な臓器で制御される

食後に吸収されたグルコースにより，血糖値は上昇する．その上昇を感知した膵臓のベータ細胞はインスリンを分泌する．インスリンは骨格筋や脂肪組織，心臓などに作用することでグルコースの取り込みを増加させる．取り込まれたグルコースは必要な分だけ利用し，余剰分はグリコーゲンとして貯蓄される．血糖値が低下してきた場合，肝臓にグリコーゲンが貯蔵されていれば，グルカゴンやアドレナリンなどの血糖上昇ホルモンによってグリコーゲンが

分解され，グルコースとして血中に放出することで血糖値を上昇させる．グルココルチコイドは，骨格筋の筋タンパクを分解してアミノ酸にし，肝臓でアミノ酸からグルコースに変換する糖新生によって血糖値を上昇させる．

　腎臓では，血液が一度ろ過されて必要な分だけ再吸収される．これにより，不要な水分や血中代謝産物を排泄することができ，血液の恒常性を保つことができる．血糖値が上昇しすぎた場合（約 180 mg/dl 以上），ろ過されたグルコースを再吸収できず，尿中に糖が混じることになる．昔は尿に糖が出るのは糖尿病の症状として治療の対象となったが，最近ではむしろ血糖値を下げるために薬を用いて腎臓でのグルコースの再吸収を阻害することで，血糖値を下げることも試みられている[1]．

　消化管には様々なホルモンが存在している．その中には膵臓に作用してインスリン分泌を促進するものもあれば，迷走神経に作用して脳に情報を伝えて摂食を抑制させるものもある．また，消化管における糖質消化や消化管からのグルコース吸収の速度によって，食後における血糖値の上昇スピードも異なってくる．このように，血糖値は様々な臓器によって制御されているが，その中心は視床下部にある（図 1）．

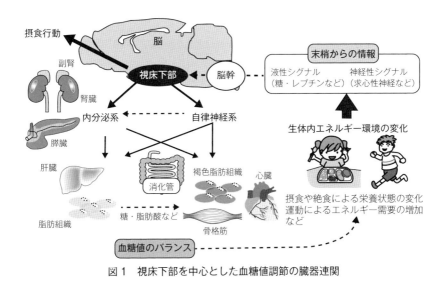

図 1　視床下部を中心とした血糖値調節の臓器連関

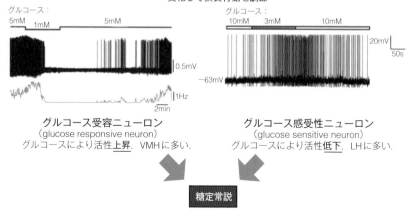

図2　血糖値で活性が変化する神経と糖定常説
（左図：Varin et al., 2015[2]；右図：Liu et al., 2001[3]）

血糖値で神経活性が
変化して摂食行動を調節

グルコース受容ニューロン
（glucose responsive neuron）
グルコースにより活性上昇．VMHに多い．

グルコース感受性ニューロン
（glucose sensitive neuron）
グルコースにより活性低下．LHに多い．

糖定常説

糖定常説

　血糖値は，肝臓のグリコーゲンが減り，食事を摂らずにいると，徐々に低下する．血糖値の低下はエネルギーの枯渇を意味するので，本能的に摂食行動や食物探索行動に移らないといけない．その司令塔は脳の視床下部に存在する．視床下部の外側野にはグルコース濃度が一定以下に"低下"すると活性化する「グルコース感受性ニューロン」があり，この神経が活性化することで摂食行動が惹起される[4]．これに対して，視床下部の腹内側部にはグルコース濃度が一定以上に"上昇"すると活性化する「グルコース受容ニューロン」があり，この神経が活性化することで摂食行動が抑制される．このように，血糖値の主要素であるグルコース濃度によって神経の活性化を調節し，摂食行動を制御することで血糖値を定常に保とうとするため，この機序は「糖定常説（Glucostatic theory）」と呼ばれる[5]（図2）．この機序では比較的短期の摂食行動を説明できる．常に高血糖であれば，この機構が働かず，摂食行動が抑制されにくいため，肥満になりやすいと考えられる．

血中グルコースは随時変動する

　食後に血糖値が高くなり，貯蔵エネルギーが低下すると血糖値が低くなっ

て空腹を感じる．それは一般的な血糖変動と感覚が合致する部分であるが，空腹感や満腹感と合致しない血糖値の変動もある．とりわけストレス暴露時には，交感神経や抗ストレスホルモンの作用により，血糖値が上昇する．また，何気なく口にした単糖類含有飲料は吸収が速いため，血糖値は急上昇するが，それに伴ってインスリンも急上昇するため，血糖値はすぐに低下する（Q31：Coffee Break 参照）．このように血糖値は随時変動するため，ある時点での血糖値を測定するだけで，本来の血糖値を推定するときは気をつける必要がある．

文　献

1）Saisho Y: SGLT2 Inhibitors: the Star in the Treatment of Type 2 Diabetes? Diseases, 8: 14, 2020.
2）Varin C, Rancillac A, Geoffroy H, et al.: Glucose Induces Slow-Wave Sleep by Exciting the Sleep-Promoting Neurons in the Ventrolateral Preoptic Nucleus: A New Link between Sleep and Metabolism. J Neurosci, 35: 9900‒9911, 2015.
3）Liu XH, Morris R, Spiller D, et al.: Orexin a preferentially excites glucose-sensitive neurons in the lateral hypothalamus of the rat in vitro. Diabetes, 50: 2431‒2437, 2001.
4）Omura Y, Ono T, Ooyama H, et al.: Glucose and osmosensitive neurones of the rat hypothalamus. Nature, 222（5190）: 282‒284, 1969.
5）Mayer J: The glucostatic theory of regulation of food intake and the problem of obesity. Bull New Engl Med Cent, 14: 43‒49, 1952.

体重や体脂肪量はどのように調整されるのか？

Que 3 体重や体脂肪量はどのように調整されるのか？

☞ Ans

　体内で過剰にエネルギー源が存在する場合，インスリンにより脂肪組織などにエネルギー貯蔵が加速する．脂肪組織が多くなるとレプチンが分泌され，脳を介して摂食抑制やエネルギー消費が促進し，体重や体脂肪量がちょうどよい量までコントロールされる．

　食事を摂取すると，その分の重さが身体にたまる．排泄すると，その分の重さが身体から出ていく．質量保存の法則が成り立つ．摂取する食事量は自分でコントロールできるが，排泄（消費）するエネルギーは，自分ですべてをコントロールすることができない．しかし，ほとんどの人は長期的にみると，大きな体重の変化がみられない．また1kgの肉を食べても，翌日に1kg太ることはない．私たちの身体はうまく帳尻を合わせてくれる．では，どうやって調整されているのだろうか？

インスリンの働き

　摂取した食事は，体内でエネルギー源として利用される．しかし，その時すぐには必要ない余剰のエネルギー源は，体内に貯蔵される．グルコースは肝臓や骨格筋でグリコーゲンとして貯蔵される．それでも余剰のグルコースは，脂肪酸やグリセロールに変換され，脂肪組織において中性脂肪として蓄えられる．摂取した脂肪も余剰であれば，脂肪組織で中性脂肪として貯蔵される．脂肪組織に中性脂肪を貯蔵する作用には，インスリンの働きが必要になる．骨格筋や肝臓でのグリコーゲン合成を促進する酵素の活性を上昇させるためにインスリンは必要であるが，脂肪酸合成や中性脂肪の生成もインスリンによる．インスリンは血糖値を下げるホルモンとして知られているが，裏を返せば，エネルギーを蓄えるホルモンでもある．事実，インスリン分泌不全の1型糖尿病患者は脂肪組織が少ない．

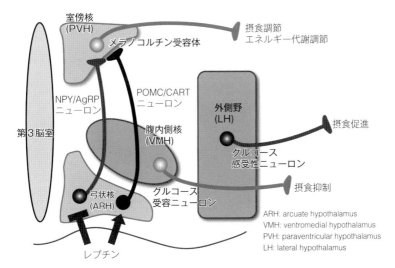

図1　摂食調節に関与する視床下部ニューロンと，神経の集合帯である神経核
脂肪細胞から分泌されたレプチンは，視床下部弓状核に作用して摂食を抑制し，エネルギー代謝
を亢進する．弓状核のニューロンは室傍核のメラノコルチン受容体に作用することで，
NPY/AgRPニューロンは摂食促進し，POMC/CARTニューロンは摂食抑制に働く．レプチンは腹
内側核にも受容体が発現しており，作用することで交感神経活性化を介して糖・脂肪酸代謝を亢
進する．また，腹内側核にはグルコース受容ニューロンが，外側野にはグルコース感受性ニュー
ロンが多く存在する（Que2参照）．

レプチンの働きと脂肪細胞

　中性脂肪が蓄えられるのは，脂肪組織にある「脂肪細胞」の中である．脂肪細胞に中性脂肪がたまると，脂肪細胞からレプチンというホルモンが血液の中に分泌される．レプチンは血流にのって脳の視床下部の弓状核に到達する（図1）．視床下部の弓状核には，NPY/AgRPニューロンとPOMC/CARTニューロンが存在する．NPY/AgRPニューロンが活性化すると摂食行動が誘発され，POMC/CARTニューロンが活性化すると摂食行動が抑制される．視床下部弓状核に到達したレプチンは，POMC/CARTニューロンを活性化させることで摂食行動を抑制する[1]．

交感神経の役割

　レプチンはさらに，視床下部の腹内側核に作用すると，交感神経の活性化を伴って，エネルギー代謝が活発になることが知られている．この時の交感

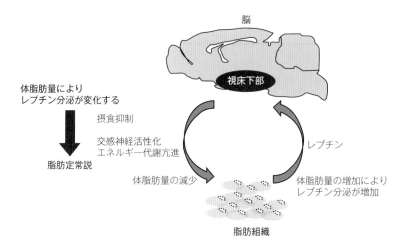

図2　レプチンを介した脂肪定常説

（図中ラベル）
脳
視床下部
体脂肪量により
レプチン分泌が変化する
摂食抑制
交感神経活性化
エネルギー代謝亢進
脂肪定常説
体脂肪量の減少
レプチン
体脂肪量の増加により
レプチン分泌が増加
脂肪組織

神経は，血圧を上げたり心拍数を上げたりする緊急性の高い反応ではなく，じわじわと上昇してくる．活性化した交感神経により，褐色脂肪組織や心臓，骨格筋などのエネルギー消費臓器において糖の取り込みや脂肪酸の酸化が高まり，エネルギーを消費する[2,3]．また，肝臓では糖放出が促進され，脂肪組織では脂肪分解が促進される[4]．これにより，エネルギー消費が高まって，体重が減少する．

脂肪定常説

　脂肪細胞はこれまで，余剰なエネルギーを中性脂肪として蓄えておく「貯蔵庫」として認識されてきた．しかし近年，脂肪細胞は積極的に分泌物質を放出する「分泌器官」としての役割も認識されつつあり，脂肪細胞から分泌されるホルモンは総称して，アディポサイトカインとも呼ばれる．中でもレプチンは，脂肪がたまりすぎると分泌が多くなり，摂食を抑制しつつ，エネルギー消費を高めることで，過剰にたまった脂肪を減らす作用があり，体脂肪や体重のホメオスタシスを担うメッセンジャーとして重要である（図２）．このような体重や体脂肪量を調節するようなメカニズムは，脂肪量に応じて制御されるので，脂肪定常説（Lipostatic theory）と呼ばれている[5]．血糖値

を基準とした糖定常説とは異なり，時間がかかる調節機構である．

🍩 Coffee Break

褐色脂肪組織はヒトにもある？！

　褐色脂肪細胞は，中性脂肪をため込む白色脂肪細胞と異なり，ミトコンドリアが豊富に存在し，脱共役タンパク質があるために ATP を作らずに熱産生のみ引き起こすため，エネルギー消費が大きな組織として知られていた．肥満や糖尿病の予防・治療するにあたり注目の組織だったが，ヒトにおける褐色脂肪組織は新生児の時期だけ存在し，成人になると消失すると考えられてきた．しかしながら近年，ヒト成人にも，褐色脂肪細胞様の細胞が存在することが報告された[6]．どうやら純粋な褐色脂肪細胞というよりも，白色脂肪細胞が褐色脂肪細胞化した「ベージュ細胞」である可能性が高いが，ベージュ細胞を増やすことが可能になれば，今後の肥満・糖尿病の予防や治療戦略に一役買うことが期待できる．

文　献

1 ）Baskin DG, Hahn TM, Schwartz MW: Leptin sensitive neurons in the hypothalamus. Horm Metab Res, 31: 345-350, 1999.
2 ）Shiuchi T, Toda C, Okamoto S, et al.: Induction of glucose uptake in skeletal muscle by central leptin is mediated by muscle β 2-adrenergic receptor but not by AMPK. Sci Rep, 7: 15141, 2017.
3 ）Minokoshi Y, Kim YB, Peroni OD, et al.: Leptin stimulates fatty-acid oxidation by activating AMP-activated protein kinase. Nature, 415: 339-343, 2002
4 ）Zeng W, Pirzgalska RM, Pereira MMA, et al.: Sympathetic neuro-adipose connections mediate leptin-driven lipolysis. Cell, 163: 84-94, 2015.
5 ）Mayer J: Regulation of energy intake and the body weight: the glucostatic theory and the lipostatic hypothesis. Ann N Y Acad Sci, 63: 15-43, 1955.
6 ）Saito M, Okamatsu-Ogura Y, Matsushita M, et al.: High incidence of metabolically active brown adipose tissue in healthy adult humans: effects of cold exposure and adiposity. Diabetes, 58: 1526-1531, 2009.

$\underset{4}{Que}$ 血圧が変動する納得の理由とは？

運動時など，循環血液量が多くなるときは，血流を増やすために血圧を高める必要がある．同じ運動時でも，ジョギングのような持久的運動や筋トレのような瞬発的運動では，必要な血圧が異なる．安静時の血圧には即効型と緩徐型による制御があるため，血圧は常に変動する．

　マンシェットで血流を阻害する圧を加えた後，徐々に圧を下げていきながら，マンシェットを通過する血流音を指標として，血圧は決定される．川の流れに圧は不要だが，血液の流れには圧が必要なのはなぜか？

心血管循環が示す評価系

　血圧は，血管に与える血液からの圧力を示している．血液は心臓から送られ，末梢組織や脳を経由して心臓に戻ってくるため，絶えず動いている．すなわち，血圧も絶えず変化していることになる．血圧に影響を与える大きなファクターとして2つあげられる．1つは心拍出量，もう1つは末梢血管抵抗である．

　心拍出量は，1分間に心臓から拍出される血液量のことである．心臓の収縮力は一回当たりの血液拍出量に相関し，心拍数は1分当たりの心臓の収縮回数にあたるため，これらが心拍出量を決める大きな要素となる．心臓から拍出された血液はそのまま心臓に帰ってくるので，心拍出量＝循環血液量ということになる．末梢血管抵抗は，血管の収縮状態による血流の通りやすさ（抵抗）のことである．血管が収縮している場合は抵抗が高くなり，弛緩している場合は抵抗が低くなる．最高血圧（あるいは収縮期血圧）は，心臓から送り出される血液の勢いが影響するが，心臓から送り出される力は，循環血液量に大きく依存する．一方で最低血圧（あるいは拡張期血圧）は，血管の収縮や詰まり具合など血管内径と相関しており，血流の抵抗を示している．

血圧が頻繁に動く理由

　血圧が大きく動くのは，運動時が多い．運動時は循環血液量が多くなるた

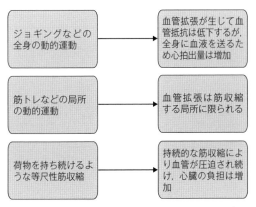

図1　運動の種類による血圧調節に関係する項目の違い

め，最高血圧が高くなる．血流を増やさないと，骨格筋に必要なエネルギーや酸素が運べないからだ．一方，最低血圧は運動スタイルによって異なる．持久的運動であれば最低血圧は安静時とほとんど変わらないが，瞬発的運動や筋トレで生じるような等尺性収縮のときは，収縮張力を発揮する骨格筋に圧迫されて血管がふさがれたり，交感神経が活性化することで血管が収縮したりするため，最低血圧が高くなる（図1）．ちなみに運動時は，心臓にも負担がかかるため，心臓への血流（冠血流ともいう）も多くなるが，冠血流は血圧ではなく心拍出量に比例する．

　安静時にもかかわらず循環血液量が多い場合，最高血圧も高くなり，心臓への負担が大きくなっていることを暗示する．精神的に緊張している場合，交感神経が活性化していることが多いため，動脈の平滑筋を収縮し，末梢血管抵抗が高くなり，最低血圧が上昇しやすい．血管抵抗が高くなっても，必要な血液量が同じであれば，最高血圧を上げなければ同量の血液量を維持できないことになる．このように，血圧は心身ストレスや体勢により，動的に微調整することで，うまく血流を保持・分配することで，ホメオスタシスを維持する．

即効型と緩徐型の2重制御

　血圧の調節は，どのように行われるのだろうか．大動脈や頸動脈には圧の受容器が存在する．そこで受容した血圧情報が求心性の感覚神経にのって延

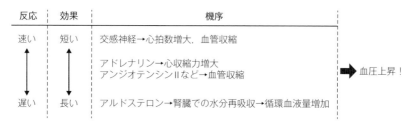

反応	効果	機序
速い	短い	交感神経→心拍数増大，血管収縮
		アドレナリン→心収縮力増大 アンジオテンシンIIなど→血管収縮
遅い	長い	アルドステロン→腎臓での水分再吸収→循環血液量増加

血圧上昇！

図2　血圧調節の自律神経系と内分泌系の役割

髄に届けられる．延髄に届いた情報により，血圧を高める（あるいは維持する）必要がある場合は，交感神経を活性化させて血圧を上昇させる．交感神経性の血圧調節は非常に速く，秒の単位で行われる．寝ていた状態から急に起き上がるとき，脳への血流を維持するために血圧を高めなければならない．この作用が素早くうまく働かない場合，起立性低血圧になり，いわゆる“立ちくらみ”が起きる．また，交感神経が活性化すると，副腎髄質からアドレナリンが分泌される．アドレナリンは心臓に作用すると，心収縮力が増強するため，血圧上昇につながる．

　アドレナリン以外にも様々なホルモンが血圧調節にかかわるが，とりわけ重要なのはレニン-アンジオテンシン系と呼ばれるシステムである．腎臓では一定の圧がないと血液をろ過できず，尿を作ることができない．腎臓における血圧が一定以上ないと，腎臓はレニンを分泌する．レニンはアンジオテンシノーゲンをアンジオテンシンIに変換する．アンジオテンシンIはアンジオテンシン変換酵素によってアンジオテンシンIIに作り替えられる．このアンジオテンシンIIが血管平滑筋に作用すると収縮するため血圧が上昇し，腎臓での血液ろ過をスムーズにさせる．

　また，アンジオテンシンIIは，副腎皮質にも作用し，アルドステロンを分泌させる．アルドステロンは腎臓に作用することで，ナトリウムイオンや水分の再吸収を行うため，循環血液量が多くなり，さらなる血圧の上昇につながる．アンジオテンシンIIの血管への作用による血圧調節は，交感神経性の調節よりは遅く，数分かかる場合もある．これに対してアルドステロンの腎臓を介する作用はさらに緩徐であるが，数時間から数日にわたって続き，そ

の効果も大きい(図2).

複雑に動く血圧

血圧は重力による静水圧により変化するので,姿勢の影響を受ける.また,様々な生活習慣によって血管や心臓が変化することでも影響を受ける.肥満を呈すると,インスリン抵抗性や高血圧,糖尿病を発症しながら動脈硬化に移行するリスクが高まる[1].運動習慣によっては,心筋が強くなり一回拍出量が増え,骨格筋量も増えるため静脈還流が増えて低血圧が改善する.運動中の血圧調節は,運動時における筋交感神経の役割が複雑であり,まだはっきりしないが[2],筋交感神経活性は運動トレーニングだけでなく,加齢や性別によっても異なるようだ[3].

☕ Coffee Break

二足歩行の代償

ほとんどの四足歩行の動物は,心臓と頭部の高さが大きく変わらないため,起立性低血圧は起こりにくい.二足歩行になったヒトは,手を自由に使える反面,頭部の位置が心臓より高くなったため,そのつど血圧を調節して脳へ血流を届けるだけの圧力を加えないといけなくなった.四足歩行の動物の中でも,キリンは心臓よりもだいぶ高い位置に頭部がある.しかし,キリンの血圧は,最高血圧が約260mmHg,最低血圧が約180mmHgと高血圧なので,起立性低血圧は起きにくいとされている[4,5].

文 献

1) Esler M, Rumantir M, Wiesner G, et al.: Sympathetic nervous system and insulin resistance: from obesity to diabetes. Am J Hypertens, 14 (11 Pt 2) : 304S-309S, 2001.
2) DeLorey DS, Clifford PS: Does sympathetic vasoconstriction contribute to metabolism: Perfusion matching in exercising skeletal muscle? Front Physiol, 13: 980524, 2022.
3) DeLorey DS: Sympathetic vasoconstriction in skeletal muscle: modulatory effects of aging, exercise training, and sex. Appl Physiol Nutr Metab, 46: 1437-1447, 2021.
4) Hargens AR, Millard RW, Pettersson K, et al.: Gravitational haemodynamics and oedema prevention in the giraffe. Nature, 329: 59-60, 1987.
5) Van Citters RL, Kemper WS, Franklin DL: Blood pressure responses of wild giraffes studied by radio telemetry. Science, 152: 384-386, 1966.

体水分量や体液組成の最適な
バランスは？

Ans

体内における細胞外液の浸透圧濃度（主にナトリウムイオンとカリウムイオン濃度）は，一定に保たれるように制御されている．浸透圧濃度が高いと体水分量を多くして濃度を薄め，逆に低い場合は体水分量を少なくして濃度を維持する．その調節のために血圧や喉の渇きも変化し，代償的に脈拍なども変化する．

　私たちの身体は，60％が水分でできている．摂取する水分もあれば，排泄する水分もある．また，その組成もたびたび変わる．身体にとって最重要構成成分である水を，私たちの身体はどのように保っているのだろうか．

体内の水分量が多くなるとどうなるのか？

　水分が多いと，循環血液量が多くなるため，血圧が高くなる．運動時のような一過性の高血圧ではなく，定常的に血圧が高いと心血管系に大きなストレスを与えることになり，心血管障害の原因になる．

　水分だけが多い場合，血液内の浸透圧（血漿浸透圧）が低下することになる．血漿浸透圧が低下すると，毛細血管への水分の回収が減少するため，水分が細胞間隙に貯留し，むくみが生じやすい．

　体水分量を感受するのは，腎臓と心臓である（図1）．腎臓でろ過される水分量（循環血液量）が多いと血圧も上昇する．Que4 で記述した通り，血圧を元に戻そうとするため，循環血液量を下げようとする働きが活発になる．つまり，レニン–アンジオテンシン系が抑制される（Que4 参照）．アンジオテンシンⅡは脳に運ばれて，浸透圧受容器が存在する第3脳室前腹側部（脳弓下器官，内側視索前野，終板脈管器官など）にも作用することで，視床下部を介して飲水行動を引き起こすため，体水分量を増加させて血圧上昇に導く[1]．一方，塩分摂取の調節にもアンジオテンシンⅡが関与するが，水分摂取の調節とは異なるニューロンによって制御されている[2]（図2）．また，

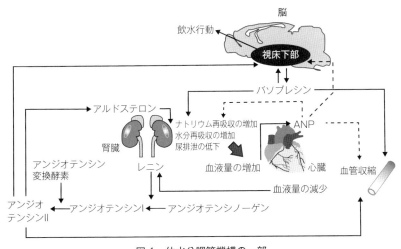

図1　体水分調節機構の一部

体水分量の増加は血圧上昇につながるため，血圧調節と体水分調節は関係が深い．
矢印の実線は促進，点線は抑制．

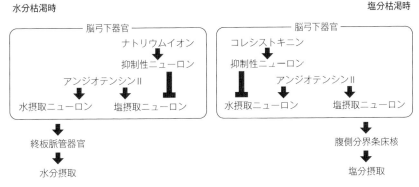

図2　アンジオテンシン II による塩分摂取と水分摂取の作用の違い
(Matsuda et al., 1990[2]) より改変)

アンジオテンシン II は体内の水分だけでなく塩分調節にも働くが，塩分・水分摂
取行動を引き起こす脳内での機序は異なる．

心臓では循環血液量の増加により，心房性ナトリウム利尿ペプチド（ANP）
の分泌が高まる．ANP は血管を弛緩させるとともに腎臓から水分とナトリ
ウムの排泄を促進させる．さらに ANP は，脳弓下器官から視床下部に作用

して，飲水行動を抑制する．

逆に体水分量が少ないときは，上記と反対の現象が生じる．また，大動脈や頸動脈で血圧の低下を感受すると，視床下部からバソプレシンが分泌される．バソプレシンは，飲水行動を引き起こすとともに，腎臓からの水分の排泄を抑制する．

体内の浸透圧が高くなるとどうなるのか？

血漿浸透圧に関与する重要なイオンが，ナトリウムイオンである．正常であれば，135-145mEq/L ぐらいの濃度に維持される．一般的に，ナトリウムイオン濃度が高いと，血漿浸透圧が高くなる．血漿浸透圧が高い場合，細胞内から水分が提供され，浸透圧を正常に戻そうとするため，細胞内脱水になる．血漿浸透圧は，第3脳室前腹側部にある浸透圧受容器によって感受されたのち，視床下部にあるバソプレシン産生ニューロンから下垂体後葉にバソプレシンが分泌されるので，飲水行動が惹起されるとともに，水分の排泄が抑制される．

血漿浸透圧が低い場合，上記同様，血漿浸透圧を正常に戻そうとするために細胞が内側に水分を蓄える，細胞内浮腫が生じる．また，バソプレシンの分泌は抑制されるので，飲水行動は抑制され，水分の排泄が促される．このような細胞内浮腫は，水分量が多くて血漿が薄まった時にも，血漿浸透圧が相対的に低下するために生じる場合がある．

至適イオン濃度

血漿浸透圧を定義する重要なイオンはナトリウムであるが，カリウムイオンも考慮に入れる必要がある．カリウムイオンは細胞内に多く存在し，細胞外では少なく，狭い濃度範囲でコントロールされている（3.5-4.5mEq/L）．カリウムイオンの細胞内外の濃度差は，細胞膜の電位を決めることになり，細胞の活性を調節するために重要である．高カリウム血症の場合は，心停止を引き起こす危険性もある．だからこそ，細胞外カリウムイオン濃度は，厳密にコントロールされなければならない．

脱水の恐怖

発汗や排尿，呼気や皮膚からの蒸散により，水分は体の外へ出ていく．摂取する量よりも多く排泄した場合，脱水症状が生じる．脱水にも，水分のみ

を失う一時脱水と，水分と同時にナトリウムイオンも失う混合性脱水がある．水分のみを失った場合，高ナトリウム血症になり，また，循環血液量が低下するため血圧低下や乏尿の症状がみられる．さらに，循環血液量は少なくても必要な血液量は変わらないため，代償的に頻脈がみられる．水分を補給すれば，このような症状はみられなくなる．重症になると，痙攣（けいれん）や失神，腎機能不全や精神錯乱などがあらわれ，生命維持が困難になるため，早めの水分補給が重要である．

　嘔吐や下痢などで生じる混合性脱水の場合，水分のみ補給すると血液が薄まるため低ナトリウム血症になりやすく，さらに低浸透圧になるので水分排泄作用も出て，逆効果になる場合がある．スポーツドリンクや経口補水液など，ミネラルが入っている飲料水を補給する方が良い．

　高齢になると，口渇感がなくなり，水分摂取が促されにくくなるため，さらに脱水になりやすい[3]．また，この口渇感に関しては，性差があるかもしれないという報告もある[4]．たかが水，されど水，である．

文　献

1）Fitzsimons JT: Angiotensin, thirst, and sodium appetite. Physiol Rev, 78: 583 - 686, 1998.
2）Matsuda T, Hiyama TY, Niimura F, et al.: Distinct neural mechanisms for the control of thirst and salt appetite in the subfornical organ. Nat Neurosci, 20: 230 - 241, 2017.
3）Rolls BJ, Phillips PA: Aging and disturbances of thirst and fluid balance. Nutr Rev, 48: 137 - 144, 1990.
4）Begg DP, Sinclair AJ, Weisinger RS: Reductions in water and sodium intake by aged male and female rats. Nutr Res, 32: 865 - 872, 2012.

Que 6 呼吸とは自動的？それとも意識的？

体内では酸素濃度や二酸化炭素濃度を感受するセンサーが働いており，自動的に呼吸の速さや量が調節されている．このセンサーは血液中の pH の変化とリンクしており，腎臓でのイオン排泄バランスと協調して作用する．一方，酸素の需要増大時や水中などにおいては，意識的に呼吸をコントロールすることも可能である．

呼吸は，酸素を取り込んで二酸化炭素を放出する，自律性行動の１つである．しかし意識的に止めようと思えば，短時間なら止めることは可能だし，ゆっくり大きく呼吸することも可能であり，強く速く息を吐きだすことも可能である．生存に必要な本能行動である呼吸は，どのように制御されているのだろうか．

呼吸が必要な理由

酸素が必要であり，二酸化炭素が不要であるから呼吸するのであり，当然，生きるためには呼吸を止めておくわけにはいかない．酸素はミトコンドリア内での ATP 合成に必要な無機物であり，なくてはならない気体である．息を吸った空気は，肺胞でガス交換（酸素を摂取し，二酸化炭素を排出する）が行われたのち，吐き出される．これを外呼吸という．

吸気に含まれる酸素は，血液に拡散移動し，赤血球のヘモグロビンと結合して輸送される．組織に到達した酸素は，ヘモグロビンと分離して組織へ拡散移動する．各細胞のミトコンドリア内での ATP 合成では，酸素を利用して二酸化炭素と水が出てくる．このような体内での酸素と二酸化炭素のやり取りを，内呼吸という．内呼吸で出た二酸化炭素は，血液内で HCO_3^- やヘモグロビンと結合したカルバミノ化合物として静脈内を輸送される．肺まで輸送されると，HCO_3^- やカルバミノ化合物から二酸化炭素に戻り，毛細血管から肺胞へ拡散移動する．

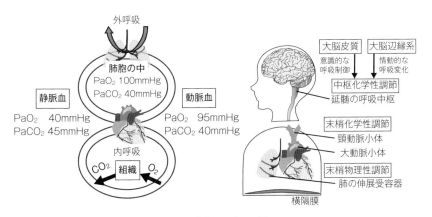

図1　呼吸のメカニズム
左図は外呼吸と内呼吸を表す．動脈と静脈および肺胞内における酸素分圧と二酸化炭素分圧の違いで，酸素と二酸化炭素が拡散移動する．右図は呼吸を惹起させる調節系を示す．

呼吸が自律的である理由

　血液 - 組織間の移動や，血液 - 肺胞間の移動は，拡散で行われる．拡散移動には，圧勾配が重要なファクターとなる（図 1）．たとえば，酸素分圧は，肺胞が 100 mmHg に対して静脈血が 40 mmHg であるため，酸素は肺胞から血液へ拡散移動する．また，動脈血では 95〜100 mmHg であり，末梢組織の細胞では 40 mmHg であるため，酸素は血液から組織の細胞へ拡散移動する．一方，二酸化炭素分圧は，静脈血で 45 mmHg，肺胞では 40 mmHg であるため，血液から肺胞へ拡散移動し，動脈血では 40 mmHg，末梢組織の細胞では 45 mmHg であるため，組織の細胞から血液へ拡散移動する．二酸化炭素分圧差は，酸素分圧差と比べると小さいが，二酸化炭素の拡散速度は酸素と比べて非常に速いため，小さい分圧差でも十分に拡散移動できる．

　中枢と末梢に化学受容体が存在し，それぞれが二酸化炭素と酸素を受容する．普段は，中枢化学受容器が二酸化炭素濃度を受容することで，延髄の呼吸中枢が働き，呼吸を促進させる．酸素不足になった場合，大動脈や頸動脈に存在する小体が末梢の化学受容体として酸素濃度の低下を感受し，呼吸中枢が活発に働く（図 1）．また，吸息により肺が伸展した場合も，呼吸中枢が反射的に呼息させる．これらの化学的物理的情報は，神経性に呼吸中枢へ

送られ，肋間神経や横隔神経などの運動神経により呼吸筋が動員される．

　このように，呼吸は様々な機序によりすべて自動的に行われる．

呼吸を意識的に行うとき

　呼吸筋は，運動神経が支配している．ということは，随意的に運動させることが可能であることを意味している．水中へもぐる時，瞬発的な力を出すとき，大声で発声するとき，口臭が気になる時など，呼吸を意識的にコントロールしたい場合は，いつでも制御可能である．大脳皮質から呼吸中枢を介して運動神経を支配し，呼吸筋をコントロールすることで，意識的に呼吸に変化をつけることができる[1]．ただし，その後は血液内の酸素や二酸化炭素濃度が変わることが多いため，息を止めた後は呼吸が大きく早くなるなど，呼吸のリバウンドが生じる．

代謝による血液内 pH の変化と呼吸

　血液内に二酸化炭素が溶けるとき，HCO_3^-だけでなく H^+ も産出されるため，酸性へ傾く．中枢化学受容器はこれを感受するため，血液内が酸性に傾くと，呼吸が促進される．呼吸を止めた後などがこれに当たる（呼吸性アシドーシス）．また，腎臓での H^+ 排泄が低下した場合や，下痢などで HCO_3^- を喪失した場合，糖尿病でケトン体が上昇した場合も，血液が酸性に傾く．これは代謝性アシドーシスと呼ばれ，呼吸を促進して CO_2 を排泄することで代償することができる．ストレス時には，視床下部の神経ペプチドであるオレキシンが分泌され，様々な脳部位を介して呼吸を促進するが[2]，オレキシン産生ニューロンに発現する酸感受性カリウムチャネル（TASK）は，pH の低下を感受して呼吸を促進する[3]（図２）．

　逆に，嘔吐などで胃液を喪失した場合，H^+ 排泄が増加するため血液がアルカリ性に傾く（代謝性アルカローシス）．この場合は，呼吸をゆっくりすることで二酸化炭素の排泄を抑え，体内のアルカリ化を防ぐ．ちなみに，ストレスなどによる過呼吸時には，二酸化炭素を排泄し過ぎて，血液がアルカリ性に傾くこともある（呼吸性アルカローシス）．すると呼吸中枢は，嘔吐時と同様に，呼吸をゆっくりさせようとする．過呼吸時は酸素も十分には摂取できていない状態なので，息苦しく感じる．対処法として，自分が呼吸した二酸化炭素を再び摂取させようと，袋を口に当てて呼吸させる方法があっ

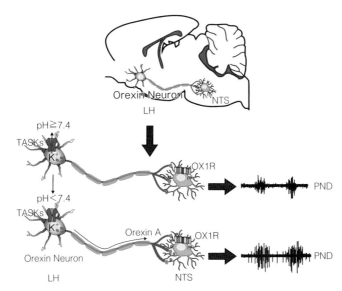

図2　オレキシンニューロンによる呼吸調節メカニズムの一部（Wang et al., 2021[3] より改変）
体内が酸性化すると，オレキシンニューロン部に発現する酸性を感受するカリウムチャネル
（TASK）が閉鎖し，オレキシンニューロンが活性化することで呼吸が促進され，二酸化炭素が排
出されることで体内 pH が元に戻る．OX1R：オレキシン1型受容体．NTS：延髄孤束核．LH：視
床下部外側野．PND：横隔神経の活性．

たが，酸素不足を助長させるため勧められない[4]．

文　献

1 ）Parkes MJ: Breath‐holding and its breakpoint. Exp Physiol, 91: 1‐15, 2006.
2 ）Kuwaki T: Orexin（hypocretin）participates in central autonomic regulation during fight-or-flight response. Peptides, 139: 170530, 2021.
3 ）Wang X, Guan R, Zhao X, et al.: TASK1 and TASK3 in orexin neuron of lateral hypothalamus contribute to respiratory chemoreflex by projecting to nucleus tractus solitarius. FASEB J, 35: e21532, 2021.
4 ）Callaham M: Hypoxic hazards of traditional paper bag rebreathing in hyperventilating patients. Ann Emerg Med, 18: 622‐628, 1989.

Que 7 体温を維持する神経の働きとは？

体温は視床下部にある体温調節中枢がモニターしている．外部からの温度刺激を受容し，体温が変化しそうになると，体温がセットポイントから変化しないように，交感神経などを駆使して臓器による熱産生や皮膚血管拡張などによる熱放散を行い，自律的に体温を一定に保とうとする．

　健康な状態の体温は 36~37℃ で一定に保たれている．暑い寒いによって私たちは薄着をしたり厚着をしたり，また，エアコンなどで部屋の環境を変えたりと，行動性の体温調節を行うが，身体の中ではどのように自律的に体温調節がなされているのだろうか．

温度受容器と体温調節中枢

　外気温や接触した物質の温度を感じるのは，皮膚などの体表面にある温度受容器が必要になる．温度受容器は，温度感受性 TRP（Transient receptor potential）チャネルがその役割を担う．TRP チャネルはサブタイプが存在し，TRPV，TRPM，TRPA サブファミリーがあり，それぞれの温度閾値が異なる[1]．ちなみに，最初に見つかった TRPV1 チャネルは，その活性化閾値の

表 1　温度感受性チャネル（Uchida et al., 2017[1] より改変）
温度感受性チャネルサブタイプの種類と活性化温度および主な発現部位を表す．

分子名	活性化温度	発現部位
TRPV1	42℃以上	感覚神経，皮膚など
TRPV2	52℃以上	感覚神経，肺，肝臓，膵臓，心臓，結腸，免疫細胞など
TRPV3	32℃以上	皮膚，感覚神経，胃など
TRPV4	27−41℃以上	皮膚，感覚神経，腎臓，肺，内耳，膀胱など
TRPM2	36℃以上	脳，免疫細胞，膵臓など
TRPM8	27℃以下	感覚神経など
TRPA1	17℃以下	感覚神経など

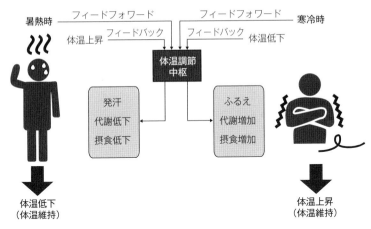

図1　体温調節メカニズムの概要

温度が約42℃であり，ヒトが痛みを感じる温度と一致する．また，TRPM8
チャネルは約27℃以下で活性化する冷刺激受容体として知られる．TRPV1
チャネルとTRPM8チャネルは，それぞれ別の細胞に発現しており，熱刺激
と冷刺激は中枢への神経経路が異なると考えられる（表1）．

　これに対して体内の温度，すなわち体温を感受する神経細胞は，脳の視床
下部（視索前野，前視床下部）にある．この部位は体温調節中枢と呼ばれ，
温度が上昇するにつれて活性化する温ニューロンと，温度が低下するにつれ
て活性化する冷ニューロンが存在する[2]．これらのセンサーが体温の変化を
見守り，低下してきたら体内で熱産生を活発にして体温を上昇させ，上昇
し過ぎたら体外へ熱を逃がす熱放散を活発にして体温を低下させるという，
フィードバック調節を行う（図1）．体内には，このような設定された体温
（セットポイント）があり，体温調節中枢は体温のセットポイントを基準に
して，フィードバック調節を行っている[3]．

熱産生と熱放散
　体温を上昇させるには，体内で熱を産生する必要がある．体内での熱産生
の方法は，ふるえ熱産生と，非ふるえ熱産生の2つある．ふるえ熱産生は，
言葉通り，ふるえることで筋収縮させ，そのエネルギー消費で熱を産生する．

このふるえは，意識的な行為ではなく，無意識的にふるえてしまう行為である．そもそも筋収縮は物理的なアウトプットをするための行為であるが，ふるえによる筋収縮は主動筋と拮抗筋が同時に収縮するため，物理的なアウトプットができない．無駄なエネルギー消費といえよう．

　非ふるえ熱産生は，骨格筋を含めた内臓によるものが大きい．肝臓や骨格筋などの基礎代謝が大きな臓器が，貯蔵エネルギーを使ってエネルギーを消費する．また，食事をすると，消化や吸収にエネルギーが必要になるため，熱産生が生じる（Diet-induced thermogenesis：DIT）．1日の熱産生のうち約10%を占めるが，糖質や脂質よりタンパク質の消化・吸収が最もエネルギーを必要とするため，同じ糖質でも何を食べたかによってDITは増減する[4]．これらの熱産生は，ATPの利用時に生じる．ATPの化学エネルギーは物理エネルギーに変換されて使われるが，すべて使われずに"おつり"が出てくる．この"おつり"が熱として生じるため，エネルギー消費が熱産生になる．

　ふるえには運動神経が関与するが，非ふるえ熱産生には交感神経が関与する．体温調節中枢からの指令により交感神経が活性化し，肝臓や骨格筋，脂肪組織においてエネルギー代謝が活発になる．褐色脂肪細胞やベージュ細胞（Que3のCoffee Break参照）では，脱共役タンパク質を介したATP産生を伴わずに熱産生ができるため，とりわけ有効利用されるが，この経路を活性化させるのも交感神経の刺激が必要になる．

　一方，体温を低下させる熱放散は，皮膚血流の増加に伴う蒸散や，発汗により行われる．皮膚血管に投射する交感神経末端からは，血管を収縮させるノルアドレナリンではなく拡張させるアセチルコリンが放出される．それゆえ皮膚血流の増加は，交感神経が活性化することで生じさせることができる．

体温のフィードフォワード調節

　体表面にある温度受容器から，体温を変化させるような冷温刺激が入ったり，それが継続したりする場合，体温調節中枢は体温が変化する前に，熱産生や熱放散を活発にすることで，体温をセットポイントから変化させずに体温調節を行う．これを，体温のフィードフォワード調節という．感じることができる冷温刺激であれば，行動性の体温調節を行う場合もあるが，冷温感

覚と体温調節は並列経路であるため，感じない冷温刺激であっても，自律的にフィードフォワード体温調節は行われる[5]．

温度定常説

　既述したように，熱産生には体内のエネルギーを消費する．体重やエネルギーのホメオスタシスから考えると，消費したエネルギーは摂取しなければならない．すなわち，体温低下が大きいときは，熱産生をするために消費エネルギーも大きくなり，摂取すべきエネルギーも本能的に多くなる．この理論は「温度定常説」（Thermo‐stat theory）と呼ばれる．夏の暑いときに食欲がなくなるのは，熱産生に必要なエネルギーの摂取が不要だからであり，冬の寒いときに食欲が出るのは，熱産生に必要なエネルギーの摂取が必要だからだと考えると，その季節性行動にもつじつまが合うかもしれない．

文　献

1）Uchida K, Dezaki K, Yoneshiro T, et al.: Involvement of thermosensitive TRP channels in energy metabolism. J Physiol Sci, 67: 549‐560, 2017.
2）Zhang YH, Yanase-Fujiwara M, Hosono T, et al.: Warm and cold signals from the preoptic area: which contribute more to the control of shivering in rats? J Physiol, 485（Pt 1）（Pt 1）: 195‐202, 1995.
3）Kanosue K, Crawshaw LI, Nagashima K, et al.: Concepts to utilize in describing thermoregulation and neurophysiological evidence for how the system works. Eur J Appl Physiol, 109: 5‐11, 2010.
4）Tappy L, Randin JP, Felber JP, et al.: Comparison of thermogenic effect of fructose and glucose in normal humans. Am J Physiol, 250（6 Pt 1）: E718‐E724, 1986.
5）Nakamura K: Central circuitries for body temperature regulation and fever. Am J Physiol Regul Integr Comp Physiol, 301: R1207‐R1228, 2011.

Que 8 骨密度のホメオスタシスとは？

骨密度はカルシウムとリンがどれだけ骨に貯蔵されているかを表している．体内でカルシウムやリンなどが必要であれば，様々なホルモンにより骨から遊離して利用する．不必要なカルシウムなどは骨に貯蔵したり，腎臓から排泄したりする．また，骨形成には自律神経系も関与することが知られている．

骨は生きている．絶えず，新しく作っては壊し，新陳代謝を行っている[1]．その原料となるのがカルシウムであり，リンである．カルシウムとリンは，ハイドロキシアパタイトとして骨の形成に貢献しており，これが骨密度を規定している．では，骨密度のホメオスタシスはどのように調整されているのだろうか．

骨密度の役割

骨には，骨細胞，骨芽細胞，破骨細胞が存在する．骨の細胞のほとんどは骨細胞であるが，破骨細胞によって骨細胞は壊され（骨吸収），骨芽細胞によって骨が新たに作られる（骨形成）[2]．骨は，身体の骨格を型作るだけでなく，カルシウムやリンの貯蔵庫としても生理的な役割を果たしており，生体内の99％以上のカルシウムおよび約85％のリンは骨にある．実際のところ，骨密度は血中カルシウム濃度に依存しており，血中カルシウム濃度のホメオスタシスが，骨密度のホメオスタシスに影響する（図1）．

血中の遊離カルシウムは，筋収縮や酵素活性，血液凝固や心機能，神経伝導やホルモン分泌など，生体内のほとんどの生理作用に関与する重要な微量元素である．また，カルシウムと一緒に骨密度を形成するリンも，DNAやRNAやATPの原料になったり，細胞膜リン脂質の原料になったり，細胞内陰イオンとしての役割があるなど，カルシウムに負けず劣らず生体内での幅広い生理的役割がある．

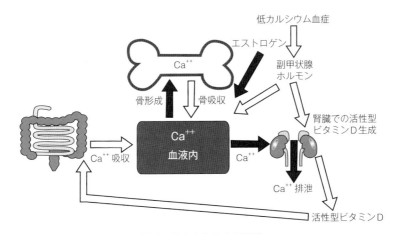

図1　体内カルシウム動態

カルシウムの貯蔵庫である骨だけでなく，腎臓や小腸など他臓器との連携で血中カルシウム濃度は保たれる．矢印の白線は血中カルシウム上昇，黒線は血中カルシウム低下への動き．

カルシウムに関係する内分泌

　カルシウムセンサーを備えているのは，副甲状腺である．血中カルシウム濃度が高いときは，副甲状腺ホルモンの生成や分泌は抑制されるが，カルシウム濃度が低いときは副甲状腺ホルモンの合成・分泌が促進される．分泌された副甲状腺ホルモンは，骨芽細胞に作用して，プールされていたカルシウムを遊離させるとともに，インターロイキン6（IL-6：Interleukin-6）やRANKL（Receptor activator of nuclear factor kappa-B ligand）などを分泌させる．IL-6やRANKLは破骨細胞に作用し，破骨細胞から骨を分解する酵素を分泌させて，血中カルシウム濃度を高める．また，腎臓に働きかけて，カルシウムの再吸収を高めることで，血中カルシウム濃度を上昇させる．また，副甲状腺ホルモンは，腎臓でビタミンDを活性型に変換させる．作られた活性型ビタミンDは，腎臓でのカルシウム再吸収と腸管でのカルシウムの吸収を刺激する．

　女性ホルモンであるエストロゲンは，破骨細胞に作用して骨吸収を抑制しており，間接的に骨密度の維持に貢献している．それゆえ，閉経によりエストロゲン効果がなくなった場合，骨密度の低下を引き起こし，骨粗しょう症

になりやすい.

リンに関係する内分泌

リンは骨吸収によりカルシウムと同時に遊離される. カルシウムのみが血中に欲しいとき, リンは余分に血中に遊離されるため, 排泄するか再度, 骨形成として使われる. 副甲状腺ホルモンは, 血中カルシウム濃度を上昇させるために作用するが, 腎臓に作用してリンの再吸収は抑制する. 骨吸収で出てきた余分なリンを排泄させるのだ. また, 骨に貯蔵されたリンが多くなった場合, 骨から FGF（Fibroblast Growth Factor）23 が分泌される. FGF23 は腎臓に作用すると, 腎臓でのリン再吸収を抑制するとともに, リン再吸収促進作用がある活性型ビタミン D を低下させる[3].

骨に対する自律神経の役割

以前より, 四肢の骨折は, 脳損傷の有無により治癒のスピードが異なることから, 中枢神経系が骨代謝に関与することが指摘されていた[4]. 近年, レプチン欠損マウスに肥満だけでなく, 骨形成の増加が認められた. このマウスの脳室内にレプチンを投与すると, 骨形成が正常に戻ったため, レプチンが骨芽細胞ではなく中枢神経系に作用することで骨形成を調節することが考えられた. 研究の結果, レプチンが交感神経を活性化し, 骨芽細胞に発現する β_2 アドレナリン受容体を刺激することで, 骨形成を抑制していることが明らかとなった[5]. レプチン欠損マウスはこの刺激が入らないため, 骨形成が増加していたのだ. つまり, 骨代謝には交感神経活性が関与することを示唆している（図２）.

☕ Coffee Break
骨の強さとは？

骨密度が高いと, 骨は強いものと思いがちだが, 実は骨密度だけで定義できるものではない. 骨はカルシウムとリンだけでなく, 構成成分としてコラーゲンが入っている. コラーゲンは線維状になってミネラルを均質に沈着させる. 骨を骨格にするためにも重要で, 鉄筋コンクリートの建物に例えると, 骨におけるコラーゲン線維は鉄筋部分に相当する. コラーゲン線維がしっかりすることで, しなやかになり, 骨質が高まる. 骨密度だけが高くても, コンクリートのように固いだけで形を成さず, もろいかもしれない.

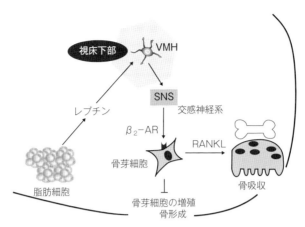

図 2　交感神経系が及ぼす骨代謝メカニズムの一例（Takeda et al., 2008[4]）より改変）
脂肪細胞から分泌されたレプチンは，視床下部腹内側核に作用して交感神経系を活性化し，骨芽細胞のβ₂アドレナリン受容体を刺激してRANKLを分泌させることで骨吸収を促進し，骨形成を抑制させる．VMH：視床下部腹内側核．β_2-AR：β_2アドレナリン受容体．SNS：交感神経系．

文　献

1）Sharma A, Sharma L, Goyal R: Molecular Signaling Pathways and Essential Metabolic Elements in Bone Remodeling: An Implication of Therapeutic Targets for Bone Diseases. Curr Drug Targets, 22: 77-104, 2021.

2）Hadjidakis DJ, Androulakis II: Bone remodeling. Ann N Y Acad Sci, 1092: 385-396, 2006.

3）Goretti Penido M, Alon US: Phosphate homeostasis and its role in bone health. Pediatr Nephrol, 27: 2039-2048, 2012.

4）Takeda S, Karsenty G: Molecular bases of the sympathetic regulation of bone mass. Bone, 42: 837-840, 2008.

5）Elefteriou F, Ahn JD, Takeda S, et al.: Leptin regulation of bone resorption by the sympathetic nervous system and CART. Nature, 434: 514-520, 2005.

Que 9 脳機能にもホメオスタシスがある？

Ans

脳は身体のホメオスタシスを維持するために働いているが，そのために脳の恒常性も維持している．グルコースやケトン体などのエネルギーの恒常性や，脳内免疫などの外部からの侵入に対する防御などである．これらの作用には，グリア細胞が大きな役割を果たしている．

脳機能には，無意識に行われる本能的行動と，意識的に行う高次脳機能がある．どちらもヒトとして重要な脳機能であるが，これをスムーズに行うために，脳内のホメオスタシスはどのように維持されるのであろうか．

デフォルトモードネットワーク

脳の定常状態とは，どういう状態を指すのだろうか．意識的に活動・行動するときは，前頭葉をはじめとして運動野や海馬など，多くの脳エリアが活発に活動している．それに対して，何もせずに「ボォ～っ」としている状態では，脳はほとんど活動せず，せいぜい視床下部や脳幹などの生存のための脳部位のみが動いていると考えられていた．しかし近年，脳機能イメージング研究において，安静時の脳状態を調べると，意識的に活動している脳と比べて約20倍のエネルギーを使っている可能性が示された[1]．この脳活動の中心となっている回路を「デフォルトモードネットワーク（DMN）」と呼ぶ．複数の脳領域で形成される神経回路であり，様々な神経活動を同調させている（図1）．

DMNは，脳の情報を整理する役割があるとされている．後述するが，睡眠時でも脳の神経細胞は忙しく活発に活動している．特にノンレム睡眠と言われる深い睡眠時には，大脳皮質の神経細胞は同調した動きをみせる．

脳に対する自律神経と内分泌の作用

ホメオスタシスを支える生体システムの自律神経系と内分泌系は，脳の視床下部から指令を届ける．そのうちの一部のホルモンは，視床下部からの指

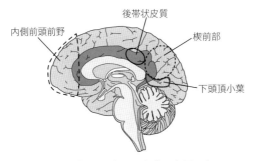

図1 デフォルトモードネットワーク
脳内の内側前頭前野，後帯状皮質，楔前部，下頭頂小葉などで構成される．

令を抑制するためのフィードバックとして，末梢の血液を介して脳に作用する．また，自律神経系は，脳から末梢組織に向かう遠心性神経だけでなく，末梢組織から脳に向かう求心性神経も存在する．求心性神経は，末梢組織の様々な情報を感受し，神経性に脊髄を介して延髄などの脳幹にその情報を伝達する．脳幹からは，視床下部などのホメオスタシスを支えるための脳部位や，大脳皮質感覚野などの感覚を支えるための脳部位に，末梢からの情報を拡散する．これらの末梢からの神経性あるいは内分泌性の情報を統合したのち，脳は，個体のホメオスタシス維持のための仕事にとりかかる[2]（図2）．

また，脳にもエネルギーが必要である．神経細胞は脂肪酸をエネルギー源として利用できないため，グルコースを利用する．脳が機能停止になると個体すべてに大きな影響が出るため，末梢組織はグルコースをできるだけ脳に対して優先的に利用させる．グルコースが枯渇した場合，脂肪酸を原料として肝臓でケトン体が合成されるが，脳はケトン体をエネルギー源として利用できる．これらのエネルギー源の輸送は，脳機能のホメオスタシスを維持するために重要である．

脳脊髄液とグリア細胞

脳機能は神経細胞が主役を担っている．しかし，それを支える細胞や組織も脳内ホメオスタシスを維持するため，脳機能にとっては重要になる．

1つは，神経細胞に栄養分を与えたり，脳の病変修復に関与したりする，グリア細胞だ．神経細胞のほとんどは，血管と直接接することができず，栄

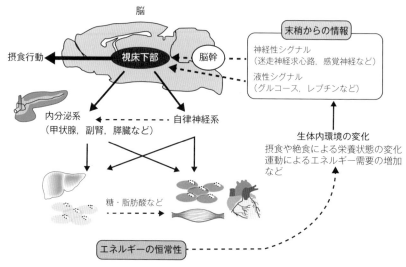

図2　エネルギー代謝の恒常性を保つ中枢－末梢連関の概要

養分を血管から取り入れることができない．これは神経細胞にとって害になるかもしれない物質を，血液から容易に通過することを妨げる作り（血液脳関門）にすることで，脳を保護する（脳の恒常性を保つ）役割がある．代わりに，アストロサイトというグリア細胞が，神経細胞に栄養分を届けてくれる．このアストロサイトがうまく働かなければ，神経細胞は栄養不足となり，疲労を感じることになる．ミクログリアは脳内の免疫担当細胞として知られており，炎症や傷害などで疲労した神経細胞を修復するなど，疲労を軽減する働きがある一方，活性化したミクログリアは炎症性サイトカインを放出し，神経炎症を引き起こす場合もある．事実，慢性疲労症候群や神経因性疼痛の脳内では，ミクログリアの活性化が認められる[3]．血液脳関門により，白血球などの末梢での免疫担当細胞が脳内に入れないため，ミクログリアの役割は脳内免疫として重要なのだが，暴走した場合は神経細胞に悪影響をもたらすという意味では，諸刃の剣でもある．

　もう1つは，脳腔内（脳室および，くも膜下腔）に存在する脳脊髄液である．脳脊髄液は，脈絡叢から絶えず産生され，脳腔内を循環したのち，くも

膜下腔のくも膜顆粒から硬膜静脈洞に合流して静脈に流れ込むと考えられている．最近では，脳内のリンパ管である，グリンパティック系からも排泄されるのではないかという指摘もある[4]．脳は脳脊髄液に浮いた状態で存在するため，脳脊髄液の増減は脳へ大きな影響を及ぼす．例えば，循環が悪くなり脳脊髄液が多くなると，歩行障害や精神活動の低下などの症状が出る，正常圧水頭症になる．もっと脳脊髄液が多くなると脳圧が高くなり，頭痛や嘔吐などを呈するようになる．逆に，外傷などで脳脊髄液が外に漏れた場合は，脳圧が下がるため，めまいや立ちくらみなどを呈する．

文　献

1）Chen ACN, Feng W, Zhao H, et al.: EEG default mode network in the human brain: spectral regional field powers. Neuroimage, 41: 561‐574, 2008.

2）Yamada T, Oka Y, Katagiri H: Inter‐organ metabolic communication involved in energy homeostasis: potential therapeutic targets for obesity and metabolic syndrome. Pharmacol Ther, 117: 188‐198, 2008.

3）Yasui M, Yoshimura T, Takeuchi S, et al.: A chronic fatigue syndrome model demonstrates mechanical allodynia and muscular hyperalgesia via spinal microglial activation. Glia, 62: 1407‐1417, 2014.

4）Xie L, Kang H, Xu Q, et al.: Sleep drives metabolite clearance from the adult brain. Science, 342: 373‐377, 2013.

$\mathcal{Q}_{ue}$ 10 疲労とホメオスタシスの関係は？

 Ans

疲労には様々な原因があり，それに伴って自律神経系や内分泌系に乱れが生じる．ホメオスタシスを司る自律神経系や内分泌系の乱れは，ホメオスタシスの破綻につながるため，心身活動を低下させるように疲労を感じさせる．これもホメオスタシスを維持するための，個体としてのホメオスタシス維持機構（フィードバック機構？）かもしれない．

ホメオスタシスが崩れたときに疲労がたまるのか．疲労がたまるからホメオスタシスが崩れるのか．そもそも，疲労とホメオスタシスに関係が存在するのか？

疲労の定義と原因

疲労は，「過度の肉体的および精神的活動，または疾病によって生じた独特の不快感と休養の願望を伴う身体の活動能力の減退状態である」と定義されている（日本疲労学会，抗疲労臨床評価ガイドライン）[1]．なぜ，疲労を感じるのだろうか？

疲労の原因として，エネルギー不足がある．例えば，肝グリコーゲンが枯渇すると，血糖値を維持することが難しくなり，血糖値が低下する．血中グルコースは脳を含むすべての細胞において栄養素として重要であり，血糖値の低下は細胞の活動能力の低下を引き起こす．また，これ以上の活動は組織の損傷につながる可能性があり，活動を制限するうえでも危険シグナルとして疲労を感じさせるのであれば，合目的的といえよう．ちなみに筋グリコーゲンが枯渇しても，血糖値の低下は引き起こさないが，この状態で運動しても長く続けることはできず，動こうとする意識はあっても身体が動かなくなってしまう．

もう1つの疲労の原因として，疲労物質なるものが蓄積するという考え方である．活動に伴って増加する活性酸素が酸化ストレスになり，細胞が傷害

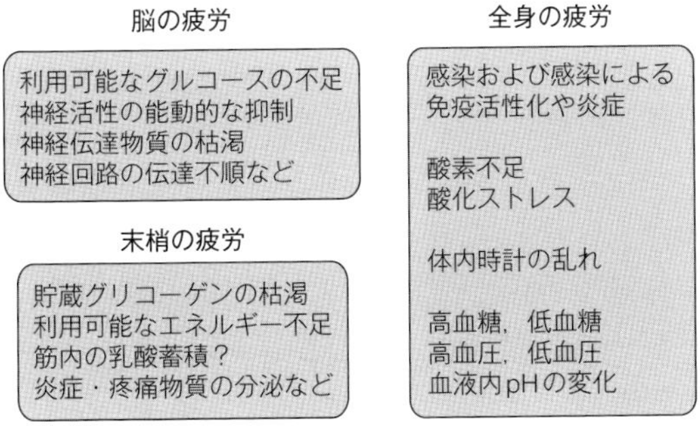

脳の疲労
```
利用可能なグルコースの不足
神経活性の能動的な抑制
神経伝達物質の枯渇
神経回路の伝達不順など
```

全身の疲労
```
感染および感染による
免疫活性化や炎症

酸素不足
酸化ストレス

体内時計の乱れ

高血糖，低血糖
高血圧，低血圧
血液内pHの変化
```

末梢の疲労
```
貯蔵グリコーゲンの枯渇
利用可能なエネルギー不足
筋内の乳酸蓄積？
炎症・疼痛物質の分泌など
```

図1　疲労を感じる主な原因

され，その細胞から分泌されるものが疲労物質という仮説である．ただ，現在までにそれは同定されていない．また，疲労回復物質も体内で産生されているという仮説もある．抗酸化作用のあるものだと考えられているが，これも同定されていない．

自律神経と内分泌の乱れ

　心身が疲労してくると，徐々に交感神経優位の状態になる．交感神経が活性化すると副腎髄質からアドレナリンの分泌を促す．また，精神的ストレスを感じていると副腎皮質からグルココルチコイドの分泌が増加する．これらは心身が緊張状態の反応であり，ストレスに抗うための防衛反応である．一過性であれば問題なく，むしろホメオスタシスを維持するための生体防御反応であるが，長時間持続すると心身を疲弊させる．

身体の疲労と脳の疲労

　疲労は，末梢の疲労と中枢の疲労に分けられる（図1）．

　末梢が原因の疲労は，前述通り，エネルギー源の枯渇があげられる．また，骨格筋は，筋収縮だけでなく筋弛緩にもATPが必要になる．それゆえ，骨格筋のエネルギー不足は，筋活動が不可能になり，疲労を感じることになる．さらに，酸素不足はATP産生不足を招くため，疲労の原因となる．酸素が少ない環境にいるだけでなく，酸素を運搬する赤血球が不足した場合も同様の現象が起きる．運動時における骨格筋の疲労マーカーは様々な物質が研究されている[2]．

脳もエネルギー不足が生じる[3]．前述の通り，脳はグルコースのみをエネルギー源として利用する．脳の重量は，体重の約2%に過ぎないが，グルコースの利用は体内の約25%と，その利用率の高さがよくわかる．それゆえ，脳をよく使う作業をすると，体内グルコースが多く利用されることになる．急激な血糖値の低下や慢性的な低血糖は，脳の疲労として倦怠感などを発症する．また，脳神経系は絶えず活動している．睡眠時においてでさえ，活発に興奮することがわかっている．

疲労の社会的要因

上述した生理学的疲労とはつながらない，社会的要素が原因となる疲労もある．これには社会的孤立や身体的な不活動，生物学的に女性であることなどがあげられる[4]．精神的・心理的な疲労を感じており，身体内にエネルギー源が残っているにもかかわらず，動けなくなったり動きたくなくなったりする．また，映像の倍速視聴や情報過多，デジタルストレスも現代の疲労要因になっているかもしれない．

☕ Coffee Break
時差ボケは疲労？

ヒトには，約24時間のリズムで遺伝子発現が繰り返される，時計遺伝子というものが存在する．時計遺伝子の発現リズムを発端として，他の分子の発現リズムや発現量が変化する．このリズムは，光と食事のリズムで規定されるが，海外旅行や夜勤シフトなどで朝と夜が逆転した場合，発現リズムと発現を調節する刺激（光や食事）のリズムが乱されることになる[5]．これが時差ボケの原因であり，内的脱同調とも呼ばれる．光や食事のリズムと体内時計のリズム（ホルモン分泌リズムを含む）が異なると，エネルギー源は不足していないにもかかわらず，空腹感や体調不良などの疲労を感じる（**図2**）．

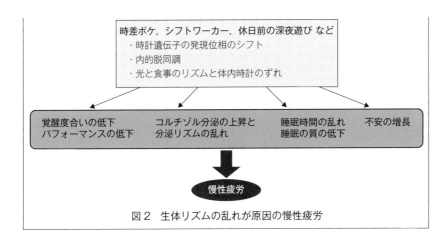

図 2　生体リズムの乱れが原因の慢性疲労

文　献

1）日 本 疲 労 学 会：抗 疲 労 評 価 ガ イ ド ラ イ ン　第 5 版．2011．http://www.
hirougakkai.com/guideline.pdf.
2）Finsterer J: Biomarkers of peripheral muscle fatigue during exercise. BMC
Musculoskelet Disord, 13: 218, 2012.
3）Khong TK, Selvanayagam VS, Sidhu SK, et al.: Role of carbohydrate in central
fatigue: a systematic review. Scand J Med Sci Sports, 27: 376‒384, 2017.
4）Jorgensen R: Chronic fatigue: an evolutionary concept analysis. J Adv Nurs, 63:
199‒207, 2008.
5）Niu SF, Chung MH, Chen CH, et al.: The effect of shift rotation on employee
cortisol profile, sleep quality, fatigue, and attention level: a systematic review. J
Nurs Res, 19: 68‒81, 2011.

Q_{ue} 11 睡眠不足は，寝れば取り戻すことができる？

☝A$_{ns}$

睡眠のパフォーマンスは脳波解析により，長さである「量」と深さである「質」で表すことができる．また，体内時計とリズムを合わせて考えることも必要になる．睡眠不足による負債は深い睡眠をとることで返済されるが，睡眠を貯蔵することは現段階では不可能である．近年では代謝物質が睡眠のパフォーマンスに関与することが報告されている．

　1日過ごしていると，必ず眠たくなってくる．24時間ずっと目がさえていることは，ほとんどない．無理やり睡眠をとらずに起きていることも可能ではあるが，明らかに体調不良になる．それならば，暇なときに寝ることで睡眠を貯蓄できればよいのだが，果たしてそれは可能だろうか．

睡眠の量と質とホメオスタシス

　1日当たりの睡眠時間は，個人差もあるが，6時間から8時間ぐらいであろう．個人個人の至適な睡眠時間を逸脱すると，睡眠不足になる．しかし，いつも8時間睡眠の人でも，6時間未満の睡眠だったにもかかわらずスッキリ目覚めるときもある．これは，睡眠の質（睡眠の深さ）が良かったからに他ならない．睡眠には2種類あり，寝返りは打つが眼球は動かないノンレム睡眠と，眼球は動くが筋弛緩しているため寝返りは打てないレム睡眠がある．

　睡眠中の脳波を測定すると，δ（デルタ）波と呼ばれる大きな波が観察される．逆に覚醒時はβ（ベータ）波と呼ばれる小さな波が観察される．脳波は大脳表面に位置する神経細胞の活動を時間あたりに平均したものを表している．すなわち，波が大きいと，その周辺の神経細胞が同期して活動しており，波が小さいと，その周辺の神経細胞がバラバラに活動していることを示す．覚醒時には様々な刺激が入り，いろいろな思考がめぐらされているため，大脳皮質の神経細胞は忙しく活動している．それに対して睡眠時は，外部からの刺激が少ないので応答する必要がなく，また，思考をめぐらすこともない

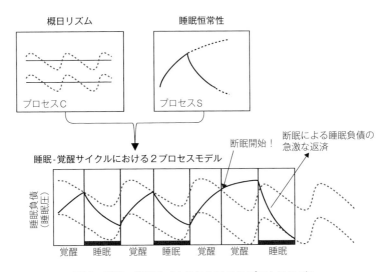

概日リズム

睡眠恒常性

プロセスC

プロセスS

断眠開始！

断眠による睡眠負債の
急激な返済

睡眠-覚醒サイクルにおける2プロセスモデル

睡眠負債
（睡眠圧）

覚醒　睡眠　覚醒　睡眠　覚醒　覚醒　睡眠

図1　睡眠－覚醒サイクルにおける2プロセスモデル
覚醒時に睡眠負債が徐々に増えていき，24時間の生体リズムの交点で眠気が発生する．睡眠
により睡眠負債は返済され，生体リズムとの交点で目が覚める．睡眠をとらずに起き続けた
場合は，睡眠負債が過剰に蓄積されて眠気が生じる．その後の睡眠時には過剰な睡眠負債を
返済するため，深い睡眠であるリバウンドが生じる（睡眠負債が減少する傾斜が急峻になる）．

ため，忙しく活動しなくてもよい．しかし，個体内あるいは脳内における刺激は存在し，それに対する応答を周辺の神経細胞同士が同期して活動するので，δ波があらわれる．このδ波がすべての脳波のうちどれぐらいを占めるか，という割合を Sleep Wave Activity（SWA）といい，睡眠の深さの指標とされている．SWA が多いほど睡眠が深く，質のい睡眠がとれているといえる．

眠くなる理由

睡眠—覚醒リズムは，およそ24時間の概日リズムの主要因子である体内時計と関係する．体内時計による覚醒シグナルは，昼に強く，夜に弱くなる（プロセスC）．それに加えて，覚醒時には睡眠負債がたまってくる（プロセスS）．これがプロセスCに達すると，入眠閾値となり，眠くなる．睡眠中は睡眠負債が返済され，プロセスSが減ってくる．これがプロセスCに達すると，覚醒閾値となり，睡眠負債を完済したことになり覚醒する（図1）．この考え方は，睡眠—覚醒の2プロセスモデルとして提唱されているが，す

べてを説明できない部分もある．

　睡眠のホメオスタシスを保つため，脳だけでなく，末梢組織からのシグナルも睡眠と覚醒を調節する．たとえば，副腎皮質ホルモンであるグルココルチコイドや，脳内のオレキシンニューロン[1]は，覚醒に関与する．この2つの活性は，低血糖により上昇し，高血糖で低下する．満腹になると眠くなり，空腹だと眠れない，1つの理由になろう．

断眠は大きなストレス

　睡眠不足になった場合，睡眠負債と呼ばれる睡眠の借金のようなものがたまってくる．睡眠負債がたまると，脳にとって様々な不具合が生じることになり，意識が散漫になったり，学習効率が悪くなったりと，高次脳機能に著しく影響を及ぼす．近年では，高次脳機能だけでなく，摂食や生殖，体温調節など，本能行動にも負の影響があらわれ，身体に対して大きなストレスになることが明らかとなっている．

　では，あらかじめ多めに寝ておけば，睡眠負債は起きないか？　答えは，残念ながら，寝だめはできない．眠たくなくても寝ることは可能であるが，睡眠時間は長くても睡眠深度は浅く，睡眠効果としてみても，いつもの睡眠時間と深度による睡眠効果と変わらないであろう．長く寝すぎると起きたときに身体が動きにくくなる．また，短時間睡眠は健康に悪く，疫学的にも死亡率は高いが，長時間すぎる睡眠も死亡率が高い[2]．

リバウンドによる質保証

　ただし，睡眠負債は返済可能である．マウスやラット，ヒトを用いた研究において，眠たいけど寝させない「断眠」実験を行うと，断眠後の睡眠時には，いつもより大きなδ波が観察される．それにより，短時間で睡眠効果を取り戻すことができるのだ（図1）．これを睡眠のリバウンドという．このようなリバウンドは，睡眠直前までの覚醒度に比例し，覚醒時間が長かったり，覚醒の質が高かったりすると，リバウンドも大きくなる[3]．睡眠のホメオスタシス機構がうまく働いていれば，しっかりリバウンドがあらわれて，元通りの睡眠—覚醒サイクルが繰り返されるが，睡眠のホメオスタシス機構に異常があれば，リバウンドが起こりにくく，睡眠負債を返済できないため，慢性的な睡眠不足に陥る可能性がある．近年では光遺伝学的手法を用いて人為

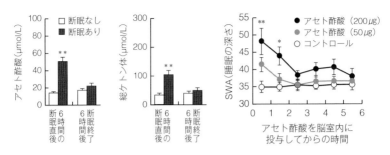

図2　断眠による血中ケトン体濃度とケトン体投与による睡眠の変化
（Chikahisa et al., 2014[5] より改変）
マウスを6時間寝かせずにいると血中ケトン体濃度が上昇する．その後，6時間寝かせるとケトン体濃度は元に戻る．ケトン体であるアセト酢酸をマウスの脳室内に投与すると，数時間にわたって深い睡眠を示す脳波を検出できる．*P＜0.05，**P＜0.01vs 断眠なし or コントロール．

的に神経の活性を制御して，リバウンドが起きるメカニズムが調べられている[4]．また，断眠直後に血中ケトン体濃度が上昇することや，ケトン体をマウス脳室内に投与すると SWA が高くなることから[5]，断眠により生成されたケトン体は睡眠のホメオスタシスを保っているのかもしれない（図2）．

文　献

1) Sakurai T, Mieda M, Tsujino N: The orexin system: roles in sleep/wake regulation. Ann N Y Acad Sci. 1200:149-61, 2010. doi: 10.1111/j.1749-6632.2010.05513.x.

2) Svensson T, Inoue M, Saito E, et al.: The Association Between Habitual Sleep Duration and Mortality According to Sex and Age: The Japan Public Health Center-based Prospective Study. J Epidemiol, 3: 109-118, 2021.

3) Deboer T: Sleep and sleep homeostasis in constant darkness in the rat. J Sleep Res, 18: 357-64, 2009.

4) Rodriguez AV, Funk CM, Vyazovskiy VV, et al.: Why Does Sleep Slow-Wave Activity Increase After Extended Wake? Assessing the Effects of Increased Cortical Firing During Wake and Sleep. J Neurosci, 36: 12436-12447, 2016.

5) Chikahisa S, Shimizu N, Shiuchi T, et al.: Ketone body metabolism and sleep homeostasis in mice. Neuropharmacology, 79: 399-404, 2014.

Que 12 ホメオスタシスを守る免疫システムの役割とは？

☝Ans

> **疲**労と同じで，免疫システムは外敵から個体を守ることで，個体としてのホメオスタシス維持しようとする．そのためには様々な免疫担当細胞が多種多様なサイトカインなどの情報物質を分泌したり，抗体を生成・分泌したり，免疫担当細胞が分化・活性化したりして外的排除を試みる．暴走すると自己免疫疾患やアレルギー反応が生じる．また，長期にわたる軽度の炎症は，生活習慣病の発症にもかかわる．

外部からのエネルギー摂取や，活動による血流の変化，および疲労による脳や身体の変化などにより，生体内部のホメオスタシスは大きく乱されるが，調節機構がうまく働いて生体を維持している．摂食や運動は，生活するうえで必要不可欠な外部刺激であり，疲労はそれに伴って生じる現象であるため，生きている限り付き合わなければならない日常的なストレスである．しかし時には，外部から異物や敵対物が侵入してくる．この出来事は日常茶飯事というわけではないが，生体内のホメオスタシスを維持するためには，異物を認識して排除するシステムを構築しておかなければならない．

免疫担当細胞は積極的

外敵から身体を守る免疫システムは，白血球やリンパ球が主役になる．好中球やマクロファージは，自己とは異なる細胞をみつけると，どんどん攻撃して異物を排除していく．胸腺で成熟するＴ細胞は，指令を行うヘルパーＴ細胞や感染細胞を直接攻撃するキラーＴ細胞，攻撃を抑制させる制御性Ｔ細胞などが存在し，特定の異物の侵入に対して感受性が高い．Ｂ細胞は抗体を産生し，液性レベルで排除させたり，異物に抗体をくっつけることでＴ細胞にみつけやすくしたりする．これらのシステムが有機的に働くことにより，外部からの異物侵入によるホメオスタシスの破綻を防いでいる（図1）．

免疫担当細胞は，生体内だけでなく，生体内に侵入する前に働く場合もあ

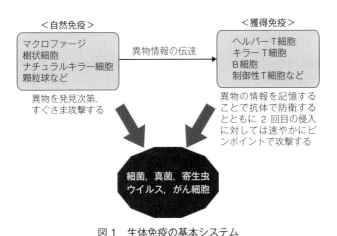

図1　生体免疫の基本システム

る．口腔からはじまる消化管には，扁桃や上皮細胞において大量の免疫担当細胞が待機しており，異物が入り次第，免疫システムを発動していくことで，生体内への異物の侵入を未然に防ぐ．また，皮膚には弱酸性の常在菌が滞在しており，皮膚からの異物の侵入をブロックする．

免疫システムによる熱産生の活性化

免疫システムが発動すると，一過性に発熱する場合がある．これは，体温を上昇させた方が菌やウイルスが不活発になりやすいことと，免疫担当細胞を活発にさせるためであり，合目的的で能動的な体温上昇である．このような体温上昇は，免疫担当細胞がサイトカインを放出することからはじまる．菌やウイルスの侵入を好中球やマクロファージなど自然免疫の細胞が感知し，サイトカインを放出することでその情報を他の免疫担当細胞に知らせる．そのサイトカインの一部は，プロスタグランジンE2（PGE2）の分泌を促す．PGE2は視床下部に作用して，体温調節中枢のセットポイントを変化させる[1]．

次の災いに備える免疫システム

菌やウイルスといった外敵は，一度侵入したときに好中球やマクロファージによって貪食されると，好中球やマクロファージによってその抗原が提示

される．提示された抗原は B 細胞が認識し，その抗原に合うような抗体を作り出す．抗体は外敵の抗原部分に付着して，貪食を早めたり，機能を抑制したりする作用がある．作られた抗体は血中に放出したり，免疫担当細胞が細胞膜上に張り出したりすることで，再度侵入してきた外敵を見つけ出す態勢を整える．

とりわけマクロファージは一様でなく，各組織にそれぞれのマクロファージが存在し，必要な時に必要な場所で適するマクロファージに分化して働く．それらマクロファージが免疫恒常性のコントローラーとしての役割を担っているかもしれない[2]．

免疫システムの暴走とアレルギー

免疫システムは，いざという時の備えであるが，ウイルスなどの感染により樹状細胞やマクロファージなどの免疫担当細胞が異常に活性化すると，過剰に炎症性サイトカインを放出することで，自分自身の組織を傷つける場合がある．このような免疫担当細胞の暴走は，必要以上の反応であり，自己の細胞の破壊だけでなく，過剰な顆粒の放出による副作用を引き起こす．一方，身体に害がない程度の異物が入ってきたときにも，必要以上に免疫担当細胞が反応する場合がある．アレルゲンである物質（花粉，ダニ，食物など）の侵入に対して，免疫担当細胞が過剰に反応し，IgE 抗体を産生する．IgE 抗体はマスト細胞に作用し，ヒスタミン含有顆粒を放出することで，かゆみなどを引き起こす．

また，過食や高脂肪食摂取，喫煙や飲酒，精神的ストレスなどにより，感じられない程度の炎症が視床下部や脂肪組織で長期にわたって生じる．これらの現象が，肥満などの生活習慣病を引き起こすトリガーとなっている可能性が指摘されている[3,4]．これも免疫担当細胞の暴走に起因するが，それを引き起こしているのは生活習慣なので，生活を根本から変えるしかない（図2）．

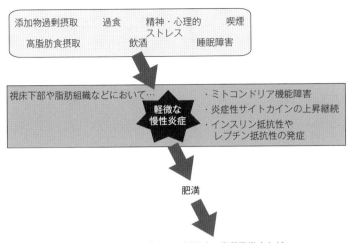

図2　軽微な慢性炎症が引き起こす生活習慣病

文　献

1）Oka T: Prostaglandin E2 as a mediator of fever: the role of prostaglandin E (EP) receptors. Front Biosci, 9: 3046-3057, 2004.
2）Okabe Y, Medzhitov R: Tissue biology perspective on macrophages. Nat Immunol, 17: 9-17, 2016.
3）Bhusal A, Rahman MH, Suk K: Hypothalamic inflammation in metabolic disorders and aging. Cell Mol Life Sci, 79: 32, 2021.
4）Trayhurn P, Wood IS: Signalling role of adipose tissue: adipokines and inflammation in obesity. Biochem Soc Trans, 33 (Pt 5) : 1078-1081, 2005.

Que 13 エネルギー代謝調節の司令塔は どこか？

 Ans

エネルギー代謝を調節するためには，体内エネルギーバランスの情報を得て，自律神経系と内分泌系をうまく調和させる必要がある．その中枢は脳の視床下部に集約される．

　ホメオスタシスのために身体は，様々な応答をしている．とりわけ，エネルギー代謝調節系は，生きるために最重要な生体調節システムであるが，実際は，自律神経系や内分泌系がうまくバランスを取りながら，その役割を果たしている．エネルギー代謝をうまく廻すために，私たちの身体は，どうやって自律神経系と内分泌系を動かしているのだろうか．

視床下部はエネルギー需要の情報を統合する

　視床下部は，脳の中でも最深部に位置しており，脳の高次部位と連絡を取り合いながら行動を調節する．その一方で，末梢からの（感覚）神経性の情報を脳幹経由で入手したり，血液からの液性情報を入手したりすることで，末梢におけるエネルギー代謝状況をまとめあげる．既述したが，視床下部にはグルコースに反応して活性化したり抑制したりするニューロンが存在する．脳内のグルコース濃度は血糖値と相関性はあるが全く同じではない．間接的ではあるが，グルコース濃度に応答することで，このような反応が可能になる．また，脂肪細胞から分泌されるレプチンも，血液にのって視床下部に到達し，摂食行動やエネルギー代謝に影響を与える．

　体内エネルギーバランスの状況を把握した視床下部は，ホメオスタシスを維持するため，例えば利用できるエネルギー源が血中に少なくなった場合は，脂肪組織や肝臓に貯蔵していた中性脂肪やグリコーゲンを分解して，脂肪酸やグルコースなどのエネルギー源を血液中に供給する．

　体温調節中枢も視床下部に存在することは，エネルギー源を用いて熱産生を行うことを考えれば，合目的的であるといえるかもしれない．また，発汗

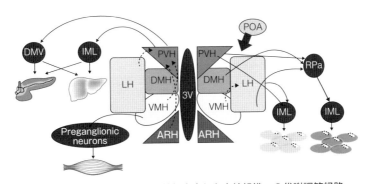

図 1　視床下部神経核と交感神経を介した末梢組織への代謝調節経路
IML：脊髄中間質外側核，RPa：縫線核，POA：視索前野，DMV：迷走神経背側運動核，ARH：視床下部弓状核，VMH：視床下部腹内側核，DMH：視床下部背内側核，PVH：視床下部室傍核，LH：視床下部外側野.

や飲水，食事などにより血漿浸透圧が変化するが，それを感受する浸透圧受容器も視床下部に存在し，飲水行動や利尿作用の調節も行う.

視床下部は自律神経と内分泌の司令塔

　エネルギー代謝を調節する自律神経系と内分泌系のほとんどは，視床下部に中枢が存在する．視床下部室傍核や腹内側核は，交感神経活性と関係が深く，これらの神経核を電気刺激すると，交感神経が活性化することが古くから報告されている（図 1 ）．神経性の代謝調節に関しては成書も参考にされたい[1]．近年では，神経核の中でも，さらに細かく分かれていて，神経細胞の種類（どのような神経伝達物質を放出するか，どの神経細胞とつながっているか，どのような受容体を発現しているか，など）によって自律神経系への関係性が異なることがわかってきた.

　交感神経系は，貯蔵エネルギーを分解する作用を有する．肝臓での交感神経活性上昇は，肝臓のグリコーゲンを分解につながる[2]．白色脂肪組織に対しても少ないながらも交感神経は投射しており，脂肪分解だけでなく炎症性サイトカインの分泌抑制なども行っている[3]．また，褐色脂肪組織は交感神経と緊密に結合しており，交感神経の活性化が直接，褐色脂肪組織の代謝活性化につながる．交感神経はアドレナリンの分泌も活性化させる．アドレナリンは肝グリコーゲンや脂肪組織の中性脂肪を分解するため，交感神経は間

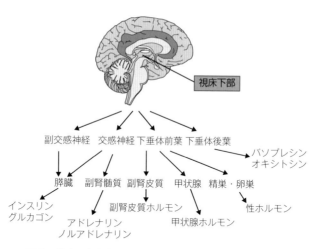

図2 視床下部からはじまる自律神経系と古典的内分泌系

接的にもエネルギーの異化作用があるといえる.

　古典的な内分泌系の半分程度は視床下部から始まっているといっても過言ではない(**図2**).特に,視床下部－下垂体系は教科書レベルでの知識であり,副腎皮質ホルモンや甲状腺ホルモン,性ホルモンや成長ホルモンなど,多くのホルモンは視床下部から下垂体を経由した分泌制御を受けている.また,バソプレシンやオキシトシンなど,視床下部から下垂体後葉に分泌されたものが直接血流に流れ込むホルモンもある.これらのホルモンはほぼすべてエネルギー代謝調節に大きく関与する.

　膵臓から分泌されるインスリンやグルカゴンは,血糖値に大きく左右されるため,視床下部は関係しないように思われるが,交感神経の刺激によりインスリン分泌は抑制され,副交感神経の刺激(アセチルコリン)によりインスリン分泌が亢進するので,ここでも間接的に視床下部が関与しているかもしれない[4].

　自律神経に関しては,視床下部ではなく脳幹で制御される(呼吸や血圧などの)調節系も多い.これらは,エネルギー代謝調節系と比べて早い自律神経応答が必要であるため,末梢からの情報が視床下部に到達する前,脳幹レ

ベルで制御される反射的な作用であることが多い．

視床下部は本能的摂食行動を制御する

エネルギー代謝調節系で視床下部が関与するもう1つの作用が，本能行動である．摂食行動や飲水行動は，生存のために必要な本能行動であり，視床下部はそれを司っている．視床下部弓状核や室傍核の AMP（Adenosine Mono Phosphate）と ATP の比が高くなると AMPK（AMP-activated protein kinase）が活性化し，摂食行動が惹起される[5]．ATP 減少はエネルギー源不足が原因の1つであるため，エネルギー源を補充するための摂食行動を引き起こすのであろう．

文　献

1）嶋津孝，斉藤昌之編：神経と代謝調節．朝倉書店，1988．
2）Shimazu T: Neuronal regulation of hepatic glucose metabolism in mammals. Diabetes Metab Rev, 3: 185-206, 1987.
3）Tang L, Okamoto S, Shiuchi T, et al.: Sympathetic Nerve Activity Maintains an Anti-Inflammatory State in Adipose Tissue in Male Mice by Inhibiting TNF-α Gene Expression in Macrophages. Endocrinology, 156: 3680-3694, 2015.
4）Seoane-Collazo P, Fernø J, Gonzalez F, et al.: Hypothalamic-autonomic control of energy homeostasis. Endocrine, 50: 276-291, 2015.
5）Minokoshi Y, Alquier T, Furukawa N, et al.: AMP-kinase regulates food intake by responding to hormonal and nutrient signals in the hypothalamus. Nature, 428: 569-574, 2004.

$\mathcal{Q}ue$ 14 血液脳関門にホメオスタシスは ある？

Ans

血液脳関門は脳と末梢血液が直接的につながらないように隔てるための壁であり，血管内皮細胞で形成される．また，神経細胞との間にはアストロサイトやペリサイトが位置している．病態時にはペリサイトが血液脳関門から離脱したり，加齢時にも機能低下がみられたりと，恒常性の破綻が血液脳関門から生じる可能性も指摘されている．

末梢血管では，血管内皮細胞がスペースを有しながら結合する，有窓型である場合が多い．血液脳関門（Blood Brain Barrier；BBB）は，血管と脳の神経細胞が直接接触しない形態であり，脳にとっては不要で有害な物質の暴露から保護している．しかし，脳にとっても栄養分は必要であり，エネルギー代謝情報として視床下部に血中の情報を伝える必要があるため，何もかも通さない，では生きていけない．

血液脳関門の形態と存在部位

BBBは，脳毛細血管内皮細胞がタイトジャンクションで結合している形態である．有窓型と異なり，血液や血中の物質が血管外に漏れにくい形状をしている．これは，血液中に流れている種々の薬物や有害物質を脳内に侵入させない，脳を保護するための防御体制と考えられている．また，血管内皮細胞の近接にも神経細胞はおらず，代わりにグリア細胞の1つであるアストロサイトや，脳血管周囲に存在するペリサイトが位置する．ペリサイトには，N-カドヘリンやコネキシンなどの細胞接着因子が存在する．ペリサイトの生理作用としては，脳微小循環の血流調節や毛細血管の新生および基底膜形成による血管の安定化などがある．ペリサイトに特異的に発現するPDGFR（Platelet-derived growth factor receptor）βを遺伝学的に欠失させると発生段階からBBBを形成しなくなるため，ペリサイトはBBB形成に重要な細胞であるといえる[1]．アストロサイトは，中枢神経系のグリア細胞の1つで，

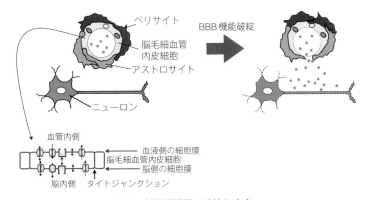

図1　血液脳関門の破綻と疾患

血液脳関門（BBB）は血管内皮細胞同士のタイトジャンクションとペリサイトやアストロサイトによる密閉接合により，脳内のニューロンと直接的に血液内の物質が触れ合わないような形態をしている．脳にとって必要あるいは不要な物質は，輸送担体やイオンチャネル，促通拡散や受動拡散，トランスサイトーシスなどの方法を用いて，取り込んだり排出したりされる．BBB の機能が破綻するとニューロンが血液内の物質に直接暴露され，炎症などを引き起こし，神経細胞死など脳内環境を乱して様々な疾患を発症することがある．

神経細胞の構造を維持するだけでなく，神経細胞が消費するエネルギーの受け渡しをするなど，脳機能維持に重要な役割を果たしている．アストロサイトは突起の先端部分（足突起）が脳毛細血管に接触しており，血中から栄養分を取り込み，神経細胞へ輸送する．このような神経細胞とペリサイト，アストロサイトと血管内皮細胞で作られる BBB のユニット（Neurovascular unit）は，1つの機能単位であるという概念が定着してきた（図1）．

　ただし，脳室周囲器官では末梢の現状を感受する必要があるため，BBB が存在しない．視床下部の終板器官（Organum vasculosum of the lamina terminalis：OVLT）や脳弓下器官（Subfornical organ：SFO），視索前野や正中隆起などがこれに当たり，いわゆる浸透圧受容器や体温センサーと呼ばれる部位に相当する．また，松果体や下垂体後葉も，それぞれメラトニンやバソプレシンなどのホルモンを全身に運ぶ必要があるため，BBB は形成されていない．なお，骨格筋の毛細血管の内皮細胞もタイトジャンクションであるが，ペリサイトやアストロサイトのような細胞がないため，BBB ほど物質輸送は遮断されないが，血管から骨格筋細胞までの細胞間隙が大きく，

到達までに時間がかかる.

動的インターフェイス

　必要な物質はBBBを通過させないと，神経細胞に栄養分やホルモンなどが届かなくなる. 近年になりBBBは，脳に必要な物質を選択的に通過させ，不要な物質を排泄させる「動的インターフェイス」があることがわかってきた（図1）. たとえばグルコースは，GLUT1という輸送担体がBBBに存在し，グルコースを促通拡散させる. 他にも，モノカルボン酸トランスポーターやL型アミノ酸トランスポーターなどがBBBに発現しており，乳酸やケトン体，アミノ酸など，栄養分や神経伝達物質の原料が供給される. また，脳内で産生された代謝産物や不要物質が蓄積するのを防止するための排出システムも装備されており，アミノ酸トランスポーター，陽イオントランスポーターなどを介して血中に排泄される. このシステムは，認知症に関与するアミロイドβの排泄にも関与する.

血液脳関門の破綻

　BBBの機能は，病態によって左右される. 高脂肪食摂取により，脳では炎症が生じることが知られているが，ペリサイトは炎症性の刺激により，matrix metalloprotease-9（MMP-9）やmacrophage chemoatactic protein-1（MCP-1）などのBBB障害因子を産生したり，囲っていた血管から脱落したりすることで，BBBの機能が低下することが明らかになっている[2]（図2）. ペリサイトの血管からの脱落は，高血糖や虚血でみられる. また，加齢とともに，

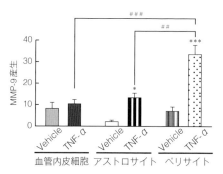

図2　炎症性サイトカインによるMMP-9の産生 (Takata et al., 2011[2]) より改変)
炎症性サイトカインである TNF-α の刺激により，アストロサイトとペリサイトは BBB 障害因子である MMP-9 を産生する. この作用はアストロサイトよりペリサイトで強く起こり，血管内皮細胞では生じない. Vehicle：コントロール溶媒. *P＜0.05, ***P＜0.001 vs 各細胞の Vehicle 群. ##P＜0.01, ###P＜0.001.

認知機能障害のある人ではさらに，海馬領域の BBB 機能が低下することが
報告されている[3]．糖尿病などの生活習慣病では認知機能障害も併発するこ
とが知られているが，BBB 機能障害が原因なのかもしれない．

☕ **Coffee Break**

BBB の進化

　ヒトや哺乳類の BBB では，血管内皮細胞がタイトジャンクションを形成し
ているが，魚類では血管内皮は存在するが有窓型であり，その内側のグリア細
胞がタイトジャンクションになり BBB を形成している．昆虫では血管内皮細
胞がないため，グリア細胞のタイトジャンクションにより BBB を形成する．
貝などになると，BBB が存在しない[4]．どうやら BBB は，グリア細胞による
形成から，血管内皮細胞による形成へと，進化したと考えられる[5]．もしかす
ると，血管内皮細胞が BBB の主役になり，グリア細胞が脳内で BBB 以外の
役割を担えるようになったことが，進化のきっかけになったのかもしれない．

文　献

1) Daneman R, Zhou L, Kebede AA, et al.: Pericytes are required for blood-brain barrier integrity during embryogenesis. Nature, 468: 562–566, 2010.
2) Takata F, Dohgu S, Matsumoto J, et al.: Brain pericytes among cells constituting the blood-brain barrier are highly sensitive to tumor necrosis factor-α, releasing matrix metalloproteinase-9 and migrating in vitro. J Neuroinflammation, 8: 106, 2011.
3) Montagne A, Barnes SR, Sweeney MD, et al.: Blood-brain barrier breakdown in the aging human hippocampus. Neuron, 85: 296–302, 2015.
4) Abbott NJ, Lane NJ, Bundgaard M.: The blood-brain interface in invertebrates. Ann N Y Acad Sci, 481: 20–42, 1986.
5) Bundgaard M, Abbott NJ: All vertebrates started out with a glial blood-brain barrier 4-500 million years ago. Glia, 56: 699–708, 2008.

Que ミトコンドリア Biogenesis 15 とは？

 Ans

> **ミ**トコンドリアは細胞内で酸素を利用して ATP を作る小器官として知られているが，細胞内で静止しているわけではなく活発に動いている．また，ミトコンドリア同士が融合したり，分裂したりすることで形態変化を繰り返し，ミトコンドリア自体の活性を維持している．このようなミトコンドリア Biogenesis が低下すると，様々な病態の発症をきたすことになる．

ミトコンドリアは酸素を利用した ATP 合成工場であり，地球上で生物が生存できるのは，ミトコンドリアが細胞内にあるからともいえる．それゆえ，ミトコンドリアが異常をきたすと，その細胞の生命活動は破綻する．では，ミトコンドリアはどのように自身のホメオスタシスを維持しているのだろうか．

ミトコンドリアの機能

ミトコンドリア内では生化学的代謝が活発に行われる．細胞内に取り込まれたグルコースは，細胞質でピルビン酸まで代謝され，正味 2 分子の ATP を産生する．その後，ピルビン酸は，酸素がなければ乳酸に代謝されて血中に放出されるが，酸素が十分にある場合はミトコンドリア内で水と二酸化炭素になるまで完全に酸化され，約 36 分子の ATP を産生する．脂肪酸であれば，酸素を利用して 1 分子当たり約 129 分子の ATP を産生できるが，ミトコンドリアがなければ 1 分子さえも作れない．ミトコンドリアは ATP 合成の工場といわれるゆえんである．

ミトコンドリア内の代謝産物が多いと代謝経路が滞るので，キー分子であるアセチル CoA やマロニル CoA，クエン酸などのアロステリック制御により，ピルビン酸や脂肪酸のミトコンドリア内への移動を制限している．すると，細胞質での（解糖系やアシル CoA などの）代謝産物が多くなり，結果として，細胞内へのエネルギー基質の取り込みが制限されることになる．ミトコンドリアの機能が，間接的に，血中のエネルギー基質レベルを決めること

62

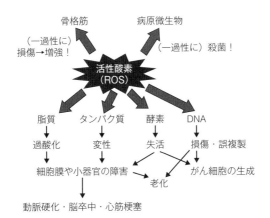

図1 活発なミトコンドリア代謝により生じた酸化ストレスの功罪

にもなる.

活発なミトコンドリアは…

それでも ATP が必要であれば，ミトコンドリアは活発に代謝活動を行う．ミトコンドリアでは，酸素を利用した酸化的エネルギー代謝が行われる．酸化的リン酸化では電子の受け渡しが行われるが，この過程で酸素の状態が不安定になる．その結果，副産物として活性酸素種（Reactive oxygen species；ROS）が発生する．ROS は，酸素よりも他の分子を酸化する能力が強く，多くの物質を酸化することで，過酸化脂質や酵素の失活，タンパク変性や DNA 損傷など，酸化ストレスを生じさせる（図1）.

ただ，ROS は有害な作用だけではなく，身体にとって適応すべき事象で役立っている．例えば，筋トレや高強度の運動トレーニングで発生したROS は，骨格筋細胞などを損傷することで抗酸化能力の増強を誘発させるとともに，筋力の増強を引き起こす[1]．また，感染が起きたときには病原微生物を殺す役割も有する.

ミトコンドリアのイメチェン

ミトコンドリアは以前より，細胞内で浮遊するオルガネラの1つだと考えられてきた．しかし近年，ミトコンドリアを標識して顕微鏡下で生きた細胞

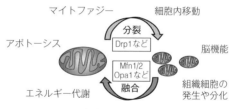

図2　ミトコンドリアバイオジェネシスとそれに関連する生理作用
分裂や融合を行うことでミトコンドリアの特性は断片化と均質化を繰り返す．これにより様々なホメオスタシスが維持されるが，破綻すると老化や神経変性など，疾患を発症する．

を観察すると，細胞内でミトコンドリアが活発に動いていることがわかってきた．しかも動くだけでなく，ミトコンドリア同士が融合したり，分裂したりしている．ミトコンドリアの融合や分裂に関与する分子を遺伝学的に欠損させると，ミトコンドリアの形態異常が誘発され，糖尿病などの代謝疾患やパーキンソン病などの神経変性疾患，老化につながることが注目されつつある．このようなミトコンドリアの動的活性は，ミトコンドリアバイオジェネシスと呼ばれる（図2）．細胞内にある静的な一機関だと思われていたミトコンドリアが，ダイナミックな形態変化を繰り返すことは驚きでもあった．

融合と分裂

　ミトコンドリア融合に関与する遺伝子として，mitofusin（Mfn）をはじめとして，いくつかの遺伝子が同定された．その後の研究により，ミトコンドリア融合因子を欠損した細胞では，部分的な呼吸不全やミトコンドリアDNAの維持不全が観察されている[2]．ミトコンドリアは外膜と内膜の2重膜構造であるが，外膜の融合にはMfn1やMfn2が，内膜の融合にはOpa1が関与する．なお，Mfn2は小胞体にも発現しており[3]，ミトコンドリアと小胞体の結合など，細胞内オルガネラ同士の交流にも関与するのでは？といわれており，注目されている．

　一方，ミトコンドリア分裂因子としてダイナミン様タンパク質Drp1が同定されているが，哺乳動物の細胞において，ミトコンドリア分裂因子の機能抑制を行っても，細胞増殖や呼吸活性，ミトコンドリアDNAの維持などに，

大きな影響はない．ただし，Drp1 欠損マウスは胎生致死なので，初期発生から重要な遺伝子であることがわかる．また，神経細胞の神経突起には多数の小さなミトコンドリアが存在するが，ミトコンドリア分裂を抑制すると，これらがみられなくなり，シナプス形成が異常を示す．心筋での Drp1 変異により心不全が誘発されることが報告されており[4]，筋組織でも何らかの影響を及ぼすことが示唆されている．

　ミトコンドリアには，キネシンモータータンパク質が発現している．精子の遊泳運動にも関与するタンパク質であり，これがミトコンドリアの運動にも関与するのではないかといわれている．

文　献

1) Scott BR, Slattery KM, Dascombe BJ: Intermittent hypoxic resistance training: is metabolic stress the key moderator? Med Hypotheses, 84: 145-149, 2015.
2) Chen H, Vermulst M, Wang YE, et al.: Mitochondrial fusion is required for mtDNA stability in skeletal muscle and tolerance of mtDNA mutations. Cell, 141: 280-289, 2010.
3) de Brito OM, Scorrano L: Mitofusin 2 tethers endoplasmic reticulum to mitochondria. Nature, 456: 605-610, 2008.
4) Ashrafian H, Docherty L, Leo V, et al.: A mutation in the mitochondrial fission gene Dnm1l leads to cardiomyopathy. PLoS Genet, 6: e1001000, 2010.

からだの酸素不足をとらえる HIF とは？

Ans

体内で酸素が不足すると，普段は分解されている HIF が分解されずに残り，酸素を供給するための遺伝子発現や血管新生を増強する．また，酸素が供給されるまで一過性に，無酸素で ATP を供給できるルートである解糖系の遺伝子発現も増加させる．ただし，がん細胞で HIF 発現が上昇すると，がん細胞の活性化と増殖を促してしまう．

酸素はミトコンドリアでの ATP 産生のためになくてはならない．酸素が不足すれば，呼吸が刺激されるが，組織における局所の虚血による酸素不足ぐらいでは，呼吸は刺激されにくいと考えられる．このような酸素不足に，身体はどのように応答するのだろうか．

酸素は ATP 産生に重要な無機物質

前項でも述べたが，酸素はミトコンドリアで利用され，継続的な ATP 供給に必要不可欠な無機質である．ゆえに，酸素不足は私たちの生存にとって緊急を要する事態である．Que6 の呼吸の項でも述べたが，血中の二酸化炭素濃度が高くなると，pH の低下をきたし，それを延髄の中枢化学受容器がセンサーとなって呼吸が促進される．また，血中の酸素が不足した場合は，大動脈や頸動脈にある小体がセンサーとなって呼吸が促進される．しかし，組織における酸素不足は，呼吸を刺激するには至らないことが多い．

代わりに局所の細胞では，低酸素応答が惹起される．酸素が少ないことに起因する細胞の再構築（リモデリング）である．例として，虚血や血行力学的負荷による心臓リモデリングなどがあげられる．短期的には適応反応として合目的的であるが，長期的には組織の線維化など過剰なリモデリングを引き起こすことになる．

ノーベル賞の HIF

低酸素環境に暴露された細胞は，色々な反応を示すが，中心的な役割を果

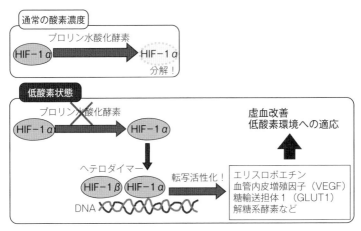

図1　HIF-1αの生理的役割

たすのが HIF-α（hypoxia-inducible factor-α）である[1]．HIF-1α は恒常的に合成されているが，正常酸素分圧下では HIF-1α のプロリン残基が水酸化され，それをユビキチンリガーゼが認識してユビキチン化するため，プロテアソームで分解される．低酸素状態では水酸化酵素の活性が低下するため，この一連の反応が起こらず安定になる（図1）．安定化した HIF-1α は，HIF-1β と二量体を形成して転写因子として働く．この二量体が低酸素応答領域に結合すると，血管内皮増殖因子や解糖系を含む嫌気性代謝酵素，ならびに造血作用があるエリスロポエチンなどの発現が増加する．例えば，GLUT1 の発現増強によりグルコースの取り込みを上昇させたり，PDK1 の発現を誘導することでピルビン酸からアセチル CoA への変換を阻害させたりする．また，MCT4 を発現誘導することで，解糖系が活性化したことで生成される乳酸の細胞外への排出を促進し，細胞内 pH の低下を防ぐ．これらは虚血に対する反応として合目的的であろう．ただ，がん細胞で HIF-1α が働くと血管新生が促されるなど，身体にとっては有害な作用もある[1]．

　HIF には，多くの細胞に発現する HIF-1α と HIF-1β，HIF-1α と 48% の相動性を有して上皮細胞や肺に発現が多い HIF-2α，および HIF-3α がある．血管内皮細胞において HIF-1α によって発現制御される遺伝子は，

血管内皮細胞で発現する遺伝子の約2%に相当することが報告されている[2].

　このような低酸素応答のしくみを解明した研究は，2019年のノーベル生理学・医学賞に選ばれた.

骨格筋の酸素運搬

　骨格筋では有酸素運動を行うときに，血液から骨格筋細胞内への大量の酸素運搬が必要になるが，それを担うのがミオグロビンである．赤血球を構成するヘモグロビンと同じヘム分子を有するが，ヘモグロビンの4量体と違って単量体であり，酸素との親和性はミオグロビンの方が高い．ミオグロビンを多く含む赤筋は，ミオグロビンのヘム分子により赤くみえる[3]．ただ，遺伝学的にミオグロビンを欠損させたマウスでも，正常に生存する[4]．ミオグロビン欠損マウスは，HIF-1発現が増大しており，それに伴って毛細血管の新生や血管拡張作用の増強など，多角的な代償的適応が生じることで，骨格筋の酸素運搬を賄っているようだ[5]（図2）.

☕ Coffee Break

高地トレーニングと酸素運搬能の恒常性

　持久系のアスリートが2,000m以上の高地でトレーニングを行うことがある．高地では気圧が低くなり，それに伴って酸素分圧も低くなる．酸素分圧が低いと肺呼吸で拡散が起こりにくいため，酸素不足を感じることになる．このような環境で運動すると，呼吸をするための筋力が鍛えられるとともに，少ない酸素でも運搬しようと赤血球やミオグロビンが増加するなど，持久系運動能力が亢進しやすくなる．高地トレーニングに適応後，平地へ戻ると普段より酸素運搬能が向上した状態で運動できるため，高い持久系パフォーマンスを発揮できる可能性がある．ただ，これには個人差があり，高山病の症状を呈して逆効果になる人もいる.

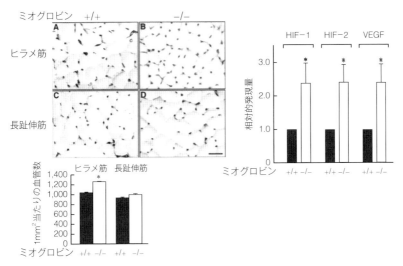

図2　ミオグロビン欠損マウスにおける HIF−1 発現と血管増殖
（Grange et al., 2001[5]）より改変）
ミオグロビン欠損マウスのヒラメ筋は，低下した酸素輸送を代償するため，HIF−1 発現など
の低酸素応答が亢進し，血管内皮増殖因子（VFGF）の発現が増えるなど，血管新生が高まっ
ている．*P＜0.05 vs +/+．

文　献

1）Masoud GN, Li W: HIF-1 α pathway: role, regulation and intervention for cancer therapy. Acta Pharm Sin B, 5: 378‒389, 2015.
2）Manalo DJ, Rowan A, Lavoie T, et al.: Transcriptional regulation of vascular endothelial cell responses to hypoxia by HIF-1. Blood, 105: 659‒669, 2005.
3）Lin J, Wu H, Tarr PT, et al.: Transcriptional co-activator PGC-1 alpha drives the formation of slow-twitch muscle fibres. Nature, 418（6899）: 797‒801, 2002.
4）Garry DJ, Ordway GA, Lorenz JN, et al.: Mice without myoglobin. Nature, 395（6705）:905‒908.
5）Grange RW, Meeson A, Chin E, et al.: Functional and molecular adaptations in skeletal muscle of myoglobin-mutant mice. Am J Physiol Cell Physiol, 281: C1487‒C1494, 2001.

Que 17 異所性脂肪は結果なのか？ それとも原因なのか？

過食やエネルギー消費の低下により脂肪組織に貯蔵できない余剰な体内の脂肪は，他臓器で脂肪が蓄積する異所性脂肪になる．肝臓では脂肪肝になり，血管ではプラークを形成し，生活習慣病を発症させる．骨格筋にも脂肪はたまり，インスリン感受性を低下させるが，アスリートにおける筋内脂肪は，脂肪酸利用の観点から有益な場合もある．

体脂肪は皮下脂肪や内臓脂肪など，脂肪組織に沈着するものだ．という常識は，捨てた方が良いのかもしれない．脂肪組織以外の組織にも，脂肪は蓄積することがわかってきた．そんな迷子の脂肪はどうして生じるのだろうか．

異所性脂肪とは？

脂肪細胞は，中性脂肪を脂肪滴として蓄えられるという特徴を示す．細胞自体が大きく膨らむことができるからだ．しかし，様々な条件が整うと，脂肪組織以外の組織にも脂肪が蓄積してしまう．脂肪組織以外の組織に蓄積した脂肪のことは，異所性脂肪と呼ばれる．栄養素が流入しやすい肝臓に脂肪がたまることはよく知られており，脂肪肝という言葉も一般的に使われる．最近では肝臓だけでなく，心臓や膵臓，骨格筋などにも蓄積されることがわかってきた（図 1）．

このような異所性脂肪は，脂肪組織の中性脂肪のように，必要な時に取り出せる脂肪の貯蔵庫であればよいのだが，そのために蓄積しているわけではなく，仕方なく蓄積していることが多い．血管に脂肪が蓄積するとプラークが形成される．長期間続くと血管が詰まってくるため血圧が高くなり，心血管循環系に大きな負担を生じさせる．異所性脂肪は，血中脂質の恒常性を保つために，代償的に脂肪組織以外の組織に蓄積しているのかもしれない．

異所性脂肪の作り方

脂肪肝発症の原因は，アルコール性と非アルコール性に分かれる．肝臓は

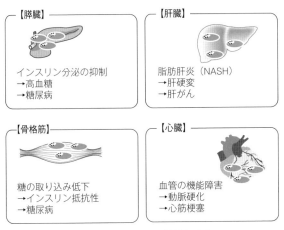

【膵臓】
インスリン分泌の抑制
→高血糖
→糖尿病

【肝臓】
脂肪肝炎（NASH）
→肝硬変
→肝がん

【骨格筋】
糖の取り込み低下
→インスリン抵抗性
→糖尿病

【心臓】
血管の機能障害
→動脈硬化
→心筋梗塞

図1　異所性脂肪の蓄積と疾患

アルコールを分解するが，その過程で中性脂肪が合成されやすくなる．非ア
ルコール性は，簡単にいえば食べ過ぎなのだが，エネルギー消費の低下も起
因する．肝臓には，小腸で吸収されて肝門脈を通って入ってくるグルコー
スやアミノ酸，血中から入ってくる脂質など，多くの栄養素が流入してく
る[1]．その栄養素を用いて，脂肪酸を合成したり，リポタンパク質を合成し
たりする．リポタンパク質で輸送するための中性脂肪も合成されるが，他の
組織が中性脂肪の輸送を欲してない場合はその過程で止まり，放出されない
状態で待機してしまう．このような脂肪肝は，非アルコール性脂肪性肝疾患
（nonalcoholic fatty liver disease；NAFLD）と呼ばれる．重症タイプになると，
非アルコール性脂肪肝炎（nonalcoholic steato-hepatitis；NASH）と呼ばれ，
放置すると肝硬変や肝がんに進行する．意外にも，脂っこい食事より糖質過
多な食事の方が脂肪肝になりやすく，特に取り過ぎた果糖は肝臓で中性脂肪
になりやすい．脂肪肝のモデル動物を作製するときにも果糖が使われるので
注意が必要である[2]．
　異所性脂肪は心臓（心筋細胞内外，心膜周囲など）にも蓄積される．心臓
の異所性脂肪は，心臓の血管（冠血管）に悪影響を及ぼし，心臓への酸素や
栄養分の供給を妨げることになり，心不全や心筋梗塞の原因にもなると考え

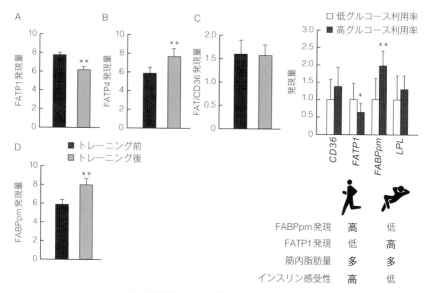

図2　骨格筋における遺伝子発現と筋内脂肪
(左図：Jeppesen et al., 2012[3]；右図：Nickerson et al., 2009[5])
運動トレーニングの前後で骨格筋における脂肪酸代謝の遺伝子発現が変化し，脂肪酸を利用しや
すい骨格筋になる(左図：**P<0.01 vsトレーニング前)．運動トレーニングの有無にかかわらず，
グルコース利用率が高い人は，骨格筋における遺伝子発現がトレーニング後と同じように
FABPpm が高く，FATP1 が低い（右図：*P<0.05, **P<0.01 vs 低グルコース利用率)．このよ
うな遺伝子発現の違いが，筋内脂肪量が多くてもインスリン感受性が高いというパラドックスの
理由になるかもしれない．

られている．

　内臓以外で異所性脂肪が蓄積するのが，骨格筋である．骨格筋における異
所性脂肪は，骨格筋細胞内にあるものと，骨格筋細胞間にある脂肪細胞に蓄
積されたものがある．後者はいわゆる，霜降り肉のような形態を示す．

　これらの異所性脂肪は，インスリンの作用を低下させるため，インスリン
抵抗性を引き起こす．また，慢性的な炎症も引き起こすため，脂質異常症や
耐糖能異常，高血圧症などのリスクになり，糖尿病や心血管疾患などの発症
に起因する．

アスリートパラドックス

　持久的運動トレーニングを行うアスリートは，骨格筋細胞内に異所性脂肪

を蓄積している人が多いことが知られている．しかし，インスリン作用の効きはよく，むしろ肥満や糖尿病になりにくい．なぜ骨格筋に脂肪がたまっても健康でいられるのか，この矛盾からアスリートパラドックスと呼ばれている．近年になり，その違いの1つとして，脂肪酸輸送担体の違いではないか？という報告がなされている（図2）．アスリートの骨格筋では FABPpm（plasma membrane-associated fatty acid-binding protein）の遺伝子発現が高く，FATP1（fatty acid transporter protein 1）の遺伝子発現が低い[3]．

　また，非アスリートでは，骨格筋の異所性脂肪蓄積とインスリン感受性に個人差がある．骨格筋に脂肪が蓄積してもインスリン感受性が高いままの人は FABPpm 発現が高く，骨格筋に脂肪が蓄積するとインスリン感受性が低くなる人は FATP1 発現が高い[4]．ラット骨格筋を用いた実験では，FABPpm を介して流入した脂肪酸は，細胞内で脂肪酸が燃焼しやすくなり，FATP1 を介して流入した脂肪酸は，燃焼率に変化は認められなかった[5]．これらのことは，アスリートパラドックス現象において，脂肪酸の輸送担体が何らかの役割を担っていることを示唆している．

文　献

1）Moore JB: From sugar to liver fat and public health: systems biology driven studies in understanding non-alcoholic fatty liver disease pathogenesis. Proc Nutr Soc, 78: 290-304, 2019.
2）Jahn D, Kircher S, Hermanns HM, et al.: Animal models of NAFLD from a hepatologist's point of view. Biochim Biophys Acta Mol Basis Dis, 1865: 943-953, 2019.
3）Jeppesen J, Jordy AB, Sjøberg KA, et al.: Enhanced fatty acid oxidation and FATP4 protein expression after endurance exercise training in human skeletal muscle. PLoS One, 7: e29391, 2012.
4）Kawaguchi M, Tamura Y, Kakehi S, et al.: Association between expression of FABPpm in skeletal muscle and insulin sensitivity in intramyocellular lipid-accumulated nonobese men. J Clin Endocrinol Metab, 99: 3343-3352.
5）Nickerson JG, Alkhateeb H, Benton CR, et al.: Greater transport efficiencies of the membrane fatty acid transporters FAT/CD36 and FATP4 compared with FABPpm and FATP1 and differential effects on fatty acid esterification and oxidation in rat skeletal muscle. J Biol Chem, 284: 16522-16530, 2009.

Que *18* 慢性炎症とは？

慢性炎症は Chronic Low‐Grade Systemic Inflammation とも呼ばれるように，気が付かないぐらいの炎症が長期に生じて，全身性に影響を及ぼす生活習慣病の発端となる現象．高脂肪食摂取や過食が続くと，脂肪組織や視床下部において起こりやすい．マクロファージやミクログリアが主役として活動することで生じる．

　炎症は，発赤や腫れ，発熱や痒みあるいは痛みなどを伴って急性に生じる，免疫応答の現象である．一過性の炎症は，原因を取り去るか，冷やすなどの局所療法を処置すれば，免疫作用が終了したのち，ホメオスタシスを維持できる．最近では，このような現象を伴わずに，マイルドな炎症が長期間続く「慢性炎症」が，生活習慣の乱れによって引き起こされる最初の反応として注目されている．では，慢性炎症はなぜ起きて，慢性炎症になるとどうなるのか？

　　脂肪の多い食事は…

　戦後の日本では食の欧米化が急速に進み，脂肪の摂取割合が大きく増加した．このような脂質の過剰摂取は，飽食時代も相まって，身体への負荷が増えることになった．蓄積脂肪が増えると脂肪細胞は膨満し，アディポサイトカインの分泌が変化する（図 1）．脂肪細胞からは Que3 で前述したレプチンも分泌され，摂食抑制やエネルギー消費の亢進を刺激するようになるが，レプチン以外にも炎症性サイトカインである TNF‐α や IL‐6，MCP‐1 などの分泌も増加する．これらの炎症性サイトカインは，炎症を誘導させるだけでなく，代謝異常や心血管病態の発症に関与する．たとえば TNF‐α シグナルは，細胞内で c‐Jun N‐terminal kinase（JNK）を活性化させる．JNK はインスリン受容体基質のセリン残基をリン酸化することでインスリン感受性を抑制し，インスリンシグナルを低下させる．また，アディポサイトカインの増減が引き金となって，高血圧症や動脈硬化なども発症することが知ら

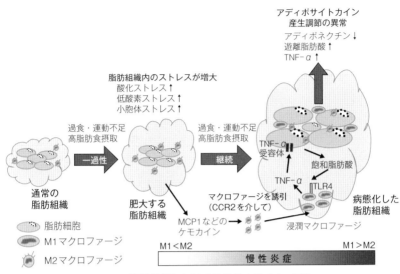

脂肪組織内のストレスが増大
酸化ストレス↑
低酸素ストレス↑
小胞体ストレス↑

アディポサイトカイン
産生調節の異常
アディポネクチン↓
遊離脂肪酸↑
TNF-α↑

過食・運動不足
高脂肪食摂取

一過性

過食・運動不足
高脂肪食摂取

継続

通常の
脂肪組織

肥大する
脂肪組織

病態化した
脂肪組織

TNF-α
受容体

TNF-α

飽和脂肪酸

TLR4

マクロファージを誘引
（CCR2を介して）

MCP1などの
ケモカイン

浸潤マクロファージ

脂肪細胞

M1マクロファージ

M2マクロファージ

M1＜M2

M1＞M2

慢性炎症

図1　脂肪組織における慢性炎症のメカニズム

れている.

王冠様構造

　肥満時に増加した脂肪組織においては，肥大化した脂肪細胞の間に炎症促進性の M1 マクロファージが入り込んでいる．肥大化し過ぎて細胞死に至った脂肪細胞をマクロファージが取り囲む形になるのだが，その組織を切片にして観察すると，マクロファージが王冠のような形態をしているようにみえる．これを王冠様構造，あるいは Crown-like structure（CLS）と呼ぶ．脂肪組織における慢性炎症の発生現場でもある[1]．

慢性炎症スパイラル

　これらの炎症性アディポサイトカインにより，脂肪組織の間質へマクロファージが浸潤する．マクロファージからは，さらに TNF-α が分泌され，脂肪組織に作用してさらなる炎症性サイトカインの分泌を促すとともに，脂肪分解を促進する．脂肪酸は，中性脂肪として貯蔵されたり，エネルギー源として利用されたりするだけではない．TLR4（toll-like receptor 4）と呼ばれる自然免疫応答に必要な受容体を刺激することで，免疫作用を活性化する.

なかでも，脂肪酸の刺激によりマクロファージにおいて誘導される Mincle（macrophage inducible C‑type lectin）は，病原体センサーとして知られる[2]．Mincle は CLS の中に高発現しており，脂肪組織の線維化を惹起するため，脂肪組織への脂肪蓄積を妨げる．その分，脂肪は肝臓などへ輸送され，異所性脂肪として蓄積されることになる．

そして異所性脂肪はまた，蓄積部位で上記のような慢性炎症を引き起こす．このように，慢性炎症による負のスパイラルは多発的に生じることで，全身で慢性炎症になっていき，代謝異常や心血管疾患を引き起こすことになる．

視床下部でも慢性炎症

脂肪酸による炎症は，視床下部でも引き起こされる[3,4]．高脂肪食を摂取しはじめて数日のマウスは，まだ太りはじめてもいないときから，視床下部において炎症反応がみられる（図2）．この炎症を抑制する薬剤を投与すると，マウスの視床下部は炎症性変化がみられず，過食や体重増加が抑制される．視床下部はエネルギー代謝の恒常性を司る重要な脳部位であるため，視床下部の炎症性変化はエネルギー代謝恒常性の病態的シフトを引き起こす可能性が考えられる．

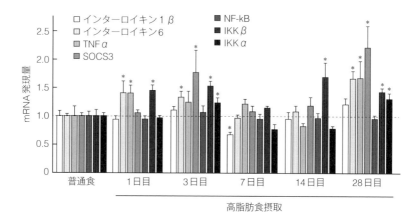

図2　高脂肪食摂取による視床下部の炎症性サイトカインの発現
（Thaler et al., 2012[4] より改変）
普通食摂取と比べて，高脂肪食を摂取すると視床下部において炎症反応が惹起されることが知られているが，その反応は早く，摂取1日目から生じる．図のパラメータはすべて，炎症反応に関与する遺伝子群である．*P＜0.05 vs 普通食．

マクロファージは2種類

炎症を引き起こすマクロファージには，炎症性サイトカインを分泌するM1マクロファージと，抗炎症性サイトカインを分泌するM2マクロファージに分類される．これまでの炎症に関する研究ではM1マクロファージの活性化機構に焦点が当てられていたが，最近ではM2マクロファージの活性障害メカニズムについて研究されている．例えば，高インスリン血症が，2型インスリン受容体基質（IRS-2）の発現を低下させるため，M2マクロファージ活性が障害されて慢性炎症が継続してしまう[5]．高血糖かつ高インスリン血症になると，慢性炎症まで引き起こすことになり，負のスパイラルに入るため，ホメオスタシスの維持には程遠くなる．

文　献

1）Tanaka M: Molecular mechanism of obesity-induced adipose tissue inflammation; the role of Mincle in adipose tissue fibrosis and ectopic lipid accumulation. Endocr J, 67: 107-111, 2020.
2）Ichioka M, Suganami T, Tsuda N, et al.: Increased expression of macrophage-inducible C-type lectin in adipose tissue of obese mice and humans. Diabetes, 60: 819-826, 2011.
3）Jais A, Brüning JC: Hypothalamic inflammation in obesity and metabolic disease. J Clin Invest, 127: 24-32, 2017.
4）Thaler JP, Yi CX, Schur EA, et al.: Obesity is associated with hypothalamic injury in rodents and humans. J Clin Invest, 122: 153-162, 2012.
5）Kubota T, Inoue M, Kubota N, et al.: Downregulation of macrophage Irs2 by hyperinsulinemia impairs IL-4-indeuced M2a-subtype macrophage activation in obesity. Nat Commun, 9: 4863, 2018.

Que 19 ベージュ細胞の驚くべき役割とは？

脂肪の貯蔵が役割の白色脂肪細胞が，寒冷暴露や β_3 アドレナリン受容体刺激により，その形態や機能が変化してベージュ細胞になる．ミトコンドリアや脱共役タンパク質が増えるため，褐色脂肪組織のようにエネルギーを消費して熱産生を生じる．ヒト成人では褐色脂肪細胞はなくベージュ細胞が多いので，肥満対策として注目されている．

　褐色脂肪細胞は ATP 合成をせずにエネルギーを消費する．すなわち，物理的な仕事をせずに化学的な燃焼だけを行うというムダなエネルギーの利用であるが，近年，肥満や糖尿病を改善するために脚光を浴びるようになってきた．ただ，ヒトにおいては，褐色脂肪細胞はほとんど存在していない．しかし，代わりにベージュ細胞が存在することがわかってきた．

褐色脂肪細胞

　脂肪細胞には，中性脂肪を貯蔵できる白色脂肪細胞と，脱共役タンパク質が発現しているため ATP 合成せずに熱産生できる褐色脂肪細胞の，2 種類の存在が知られている．褐色脂肪細胞（Brown adipocyte）は，ミトコンドリアを豊富に有しており，毛細血管が密に分布していることもあり，褐色（Brown）にみえるために名付けられた．褐色脂肪細胞は白色脂肪細胞と異なり，中性脂肪を貯蔵するよりも，糖や脂肪酸を消費する細胞である（図 1）．寒冷時に交感神経末端から放出されるノルアドレナリンが，褐色脂肪細胞の β_3 アドレナリン受容体に作用することで，熱産生が増強する．それゆえ，交感神経活性と褐色脂肪細胞の熱産生は相関があり，レプチンが視床下部を介して交感神経を活性化することでエネルギー消費を亢進する作用の一部にも，褐色脂肪組織が関与することが知られている[1]（図 2）．

ベージュ細胞とは？

　近年になって，ベージュ細胞（あるいはブライト細胞）と呼ばれる脂肪細

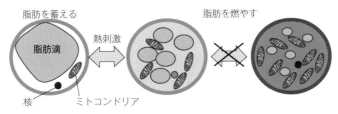

白色脂肪細胞　　　　　ベージュ脂肪細胞　　　　　褐色脂肪細胞

皮下脂肪,内臓脂肪以　　主に皮下脂肪に存在　　　野生生物では肩甲骨間
外にも異所性脂肪とし　　　　　　　　　　　　　に,ヒトでは首,鎖骨,
て存在　　　　　　　　　　　　　　　　　　　背骨周囲などに存在

脂肪を蓄える　　　　　　　　　　　　脂肪を燃やす

脂肪滴

熱刺激

核　　　ミトコンドリア

図1　脂肪細胞の特徴と機能

白色脂肪細胞はエネルギーを脂肪として蓄積する. 脂肪滴の大きさによって細胞の大きさも変化
し, 70um～130um ほどになる. 熱刺激が長期間続くと, 白色脂肪細胞はエネルギーを消費するベー
ジュ細胞に変化する. 脂肪滴が小さくなり, ミトコンドリアが増える. ベージュ細胞は環境や生
活習慣によって白色脂肪細胞に戻る. 褐色脂肪細胞は熱産生を主目的としており, 身体の一部に
偏在する. 脂肪滴は 20um～40um 程度の大きさで, ミトコンドリアが豊富に存在する. 褐色脂肪
細胞とベージュ細胞は似た特徴を示すが, 幹細胞の由来が異なるため, お互いに変化することは
ない.

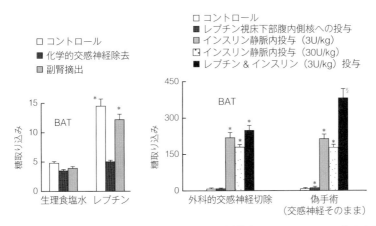

□ コントロール
■ レプチン視床下部腹内側核への投与
■ インスリン静脈内投与（3U/kg）
🗹 インスリン静脈内投与（30U/kg）
■ レプチン＆インスリン（3U/kg）投与

□ コントロール
■ 化学的交感神経除去
■ 副腎摘出

図2　交感神経による褐色脂肪組織の糖取り込み活性化（Haque et al., 1999[1]）より改変）

レプチンをラット視床下部腹内側核へ投与すると, 褐色脂肪組織のインスリン感受性が高まると
ともに糖取り込みが増加する. 化学的に交感神経を切除するとその作用は消失したが, 副腎を摘
出してもその作用は残るため, アドレナリンなどの副腎ホルモンの作用ではないことが分かる（左
図：*P<0.05 vs生理食塩水）. また, インスリンによる糖取り込み増強作用はレプチン投与により,
さらに増強する. 褐色脂肪組織に投射する交感神経を物理的に切断するとレプチンによる糖取り
込み増強作用が消去されるだけでなく, レプチンによるインスリン感受性増強作用も減弱するた
め, 褐色脂肪組織においては交感神経の活性化が糖代謝の活性化につながることが考えられる（右
図：*P<0.05 vs コントロール群, §P<0.05 vs インスリン静脈投与群）.

胞の存在が明らかになってきた．厳密にいうと，白色脂肪細胞が褐色脂肪細胞 “ 様 ” の機能を有するようになり，形態学的にも毛細血管が豊富で褐色を帯びるために，ベージュ細胞と呼ばれるようになったもので，特別に “ 産生 ” されているものではない（図 1）．それでも，ヒトには新生児のみにみられる褐色脂肪細胞が，成人後にも代替細胞としてベージュ細胞が “ 使える ” ようになることは，エネルギー代謝の恒常性を保つ意味でも重要な発見である．

ベージュ細胞は褐色脂肪細胞と同様に，ATP 合成を伴わない熱産生が可能になる．ヒトでも FDG–PET 検査で確認できる褐色脂肪様組織は，分子マーカーを調べるとベージュ細胞に近いことが報告されている[2]．組織学的には小さい脂肪滴による多房性の形状を示し，ミトコンドリアも豊富で脱共役タンパク質も多く発現している．比較的女性の方が多いようだが，やはり年齢とともに少なくなるようだ．

ベージュ細胞はなぜできる？

ベージュ細胞は褐色脂肪細胞と同様に，熱産生を得意とする．なので，生体にとって熱産生をしないといけない状況になると，ベージュ細胞が増加すると考えるのが自然であろう．事実，ベージュ細胞が増加するのは，長期間にわたる寒冷刺激時の皮下脂肪に多くみられる．寒冷刺激が続くと交感神経によるノルアドレナリン刺激や副腎髄質ホルモンであるアドレナリンなどが持続的に作用する．すると，白色脂肪組織では脂肪細胞内の cAMP 上昇を介して，脱共役タンパク質である UCP1 の発現が上昇する．ベージュ細胞になるためには，いろいろな遺伝子やタンパク質の発現の有無が関与しそうだ．

細胞内亜鉛輸送タンパクである ZIP13 は，白色脂肪細胞のベージュ化を抑制している[3]．また，脂肪組織における M2 マクロファージを除去することで，寒冷暴露によるベージュ細胞の増加をさらに増強できることも報告されている[4]．白色脂肪細胞にはカゼインキナーゼ 2 が発現しており，この活性を阻害しても UCP1 の発現が上昇し，ベージュ細胞化するようだ[5]．

「ベージュ細胞になるための遺伝子はこれ！」と 1 つだけを断定はできないが，一般的には，寒冷刺激による交感神経の活性化が必要であるようだ．

ベージュ細胞への分化は…

もともと，白色脂肪細胞と褐色脂肪細胞は，異なる幹細胞系から発生・分

化している．白色脂肪細胞は，中胚葉由来の間葉系幹細胞から前駆脂肪細胞に分化し，それが増殖・分化したものである．それに対して褐色脂肪細胞は，骨格筋細胞と同じ皮筋板に由来する前駆細胞に由来する．骨格筋分化マーカーである Myf5 を褐色脂肪細胞は発現しているが，白色脂肪細胞やベージュ細胞は発現していない．ベージュ細胞は白色脂肪細胞から分化したものではなく，変化したものであるため，ベージュ細胞は白色脂肪細胞にも戻りやすい．

文　献

1）Haque MS, Minokoshi Y, Hamai M, et al.: Role of the sympathetic nervous system and insulin in enhancing glucose uptake in peripheral tissues after intrahypothalamic injection of leptin in rats. Diabetes,48: 1706-1712, 1999.

2）Shinoda K, Luijten IH, Hasegawa Y, et al.: Genetic and functional characterization of clonally derived adult human brown adipocytes. Nat Med, 21: 389-394, 2015.

3）Fukunaka A, Fukada T, Bhin J, et al.: Zinc transporter ZIP13 suppresses beige adipocyte biogenesis and energy expenditure by regulating C/EBP-β expression. PLoS Genet, 13: e1006950.

4）Igarashi Y, Nawaz A, Kado T, et al.: Partial depletion of CD206-positive M2-like macrophages induces proliferation of beige progenitors and enhances browning after cold stimulation. Sci Rep, 8: 14567.

5）Shinoda K, Ohyama K, Hasegawa Y, et al.: Phosphoproteomics Identifies CK2 as a Negative Regulator of Beige Adipocyte Thermogenesis and Energy Expenditure. Cell Metab, 22: 997-1008, 2015.

$\mathcal{Q}ue$ 20 腎臓と他臓器の互恵関係とは？

腎臓の不調は他臓器の不調につながるほど，腎臓は他臓器と密接な関係を示す．なかでも，骨とは造血作用やカルシウムやリンの恒常性を調節しあい，心臓とは血圧や血液量などを調節しあう．神経系や内分泌系を用いて，他臓器との連絡に脳をハブとして用いる場合もある．

腎臓は左右に1つずつ存在する後腹膜臓器である．血液をろ過して不要な物質を尿として排泄し，必要な物質や水分は再吸収して体内に戻す．血液をきれいにする臓器として知られている．このような生理作用のある腎臓は，他臓器とどのように連絡を取り合ってホメオスタシスを維持するのに役立っているのだろうか？

骨との互恵関係

貧血の状態や血液中の酸素分圧が低くなると，腎臓の尿細管の間質細胞において，エリスロポエチンが産生・分泌される．エリスロポエチンは赤血球産生に関与する造血因子の1つである．エリスロポエチンの産生には，HIF-a が重要な転写因子として作用する．分泌されたエリスロポエチンは骨髄に達し，エリスロポエチン受容体に結合すると，赤血球の産生をはじめる．その結果，増産された赤血球により，酸素の輸送容量が増え，血液中の酸素分圧も改善される．また，前述したように，腎臓と骨は，副甲状腺ホルモンや活性型ビタミンD，FGF23などを介して，相互に連携しながらカルシウムやリンの恒常性を保とうとする．このように腎臓は骨と連絡することで，血液中の酸素や赤血球，カルシウムやリンなどのホメオスタシスの調整を行っている（図1）．

心臓との互恵関係

腎機能が低下した患者さんは心不全の予後が悪かったり，心不全の患者さんは腎臓病を併発したりと，心腎連関はかなり昔からその存在が指摘されて

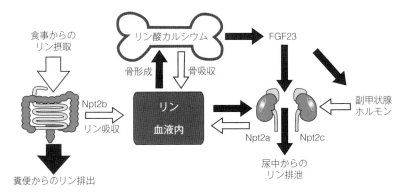

図1 腎臓と骨による体内リン動態の調節
リンの貯蔵庫である骨だけでなく，腎臓や小腸など他臓器との連携で血中リン濃度は保たれる．
矢印の白線は血中リン上昇，黒線は血中リン低下への動き．図中にはないが，FGF23 は活性型ビ
タミン D を抑制し，消化管からのリンの吸収も抑制する．

おり「心腎症候群」とも呼ばれていたが，近年では前述の FGF23 の機能も含
めてその重要性が見直されている[1]．

　腎臓の糸球体において血液がろ過されるが，ろ過には一定以上の血圧が必
要になる．血圧の低下を感じると，腎臓の糸球体（傍糸球体装置）からレニン
が分泌される．レニンは血中のアンジオテンシノーゲンに作用して，アンジオ
テンシン I を産生する．アンジオテンシン I はアンジオテンシン変換酵素によ
りアンジオテンシン II に変換されると，血管に作用して血管収縮を引き起こ
すとともに，心臓に作用して心収縮力を増強するため，血圧が上昇する．また，
副腎皮質にも作用してアルドステロンを分泌させる．アルドステロンは腎臓
に作用して，ナトリウムや水を再吸収し，尿として排泄させずに体内で保持
しようとする．これにより，循環血液量が多くなるため，血圧が上昇する．

　循環血液量が多くなると，心臓への負荷が大きくなる．その負担を下げる
ため，心房からナトリウム利尿ペプチド（Atrial natriuretic peptides；ANP）
が分泌される．ANP は血管拡張作用を有している．また，腎臓に作用して
ナトリウムイオンを尿として排泄する役割も有しており，その結果，血圧を
下げることになる．ANP はレニン–アンジオテンシン–アルドステロン系と
うまく調和しながら，血圧や体液量をコントロールしている[2]．

このように，腎臓と心臓は，血圧調節や体液調節において連絡を取り合う，心腎連関が存在する．

脳との連関もある？

心臓に圧ストレスがかかったとき，迷走神経求心路を介して脳にその情報がもたらされる[3]．脳からは交感神経が腎臓の集合管上皮細胞に対して働きかけてコロニー刺激因子2の分泌を促すことにより，心臓に存在する組織マクロファージの心臓保護作用（アンフィレグリン分泌による圧負荷に対する適応→心肥大）を活性化することが報告された[4]．これは，心臓と腎臓の間の連携だけでなく，心臓—脳—腎臓の臓器連関の存在を示唆する（図2）．

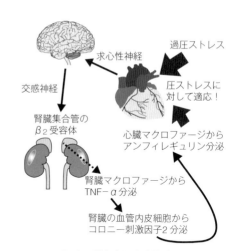

図2 脳を介した心腎連関
（Fujiu et al., 2017[4]）より改変）

心臓に過剰な圧ストレスが加わると，その情報が嗅神経によって脳に伝えられる．脳は腎臓の交感神経を活性化してβ₂受容体を刺激する．すると腎臓マクロファージからTNF-αが分泌され血管内皮細胞からコロニー刺激因子2を分泌させる．コロニー刺激因子2は心臓へ到達し，心臓マクロファージからアンフィレギュリンを分泌させることで，心臓に圧ストレスに対する適応を生じさせる．

視床下部のニューロンから下垂体後葉に向かって放出されるバソプレシンも，腎臓や心臓が関与する血漿浸透圧や循環血液量のホメオスタシスを調整するために分泌されることを考えると，腎臓は脳との連携も細かく取り合っていると考えられる．

☕ Coffee Break

肝じん要の「じん」は腎臓？

特に重要，という意味で使われる「かんじんかなめ」という言葉が古くからある．「かん」は肝臓だが，「じん」は心臓なのか腎臓なのか，はっきりしない．辞書を引いても両方を書いてある場合もある．心臓が生存のために重要な臓器であることは疑いようがない．それに対して，肝臓は半分摘出しても再生するし，腎

臓は片方を摘出しても生きていける．しかし，肝臓がなくてはエネルギー代謝のとりまとめができないし，腎臓がないと血液浄化や体液調節などに加えて上述のような他臓器との連関作用もできなくなる．両臓器ともそれぞれ分泌するホルモンがあるため，なくなってしまうと大変である．心臓

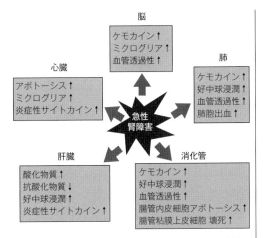

図3　急性腎障害に起因する他臓器への影響

と比べれば全身に与える影響は小さくなるのかもしれないが，肝臓も腎臓もとても重要な臓腑ポジションを担っている．将棋でいえば飛車角のポジションなのかもしれない．事実，急性腎障害では他臓器に多くの影響を与えることが報告されている[5, 6]（図3）．

文　献

1）Kovesdy CP, Quarles LD.: The role of fibroblast growth factor-23 in cardiorenal syndrome. Nephron Clin Pract, 123: 194-201, 2013.
2）Johnston CI, Hodsman PG, Kohzuki M, et al.: Interaction between atrial natriuretic peptide and the renin angiotensin aldosterone system. Endogenous antagonists. Am J Med, 87（6B）: 24S-28S, 1989.
3）Shenton FC, Pyner S: Vagal afferents, sympathetic efferents and the role of the PVN in heart failure. Auton Neurosci, 199: 38-47, 2016.
4）Fujiu K, Shibata M, Nakayama Y, et al.: A heart-brain-kidney network controls adaptation to cardiac stress through tissue macrophage activation. Nat Med, 23: 611-622, 2017.
5）Grams ME, Rabb H: The distant organ effects of acute kidney injury. Kidney Int, 81: 942-948, 2012.
6）Yap SC, Lee HT.:Acute kidney injury and extrarenal organ dysfunction: new concepts and experimental evidence. Anesthesiology, 116: 1139-1148, 2012.

Que 21 バイオマーカーとは？

生体に生じている現象や病態を，血液や尿など採取しやすい検体を用いて，その中に存在する生化学的情報を定量的に測定することで推定できる物質をバイオマーカーという．生化学的なモノだけでなく，電気生理学的な値や生体物理的な値も指標となる．恒常性の揺らぎを超えて応答したマーカーは，疾患に至る前の未病で防ぐことができる．

ホメオスタシスには様々なパラメーターやその基準があることはすでに述べてきた．血糖値や浸透圧は採血すれば測定できる．血圧や呼吸，尿は非観血的に測定できる．ホメオスタシスにはそれぞれマーカーになるものがあることになる．

ホメオスタシスが破綻した病態を表す

バイオマーカーとは，生体情報を定量的に数値化したもので，生化学的なものや電気生理学的なもの，生体物理学的な値などが指標となる．普段はほとんど確認されないが，病態時のみ確認できる指標は，病態を表すマーカーとしてわかりやすい．そのほとんどが，ホメオスタシスが破綻していることを示している．それぞれの疾患患者から，様々な採取しやすい検体を対象に，様々な解析手法を用いてデータベースを作成する．その中から共通して変化している値を，バイオマーカーとして採用する（図1）．

がんの血中バイオマーカーは，がんの種類によっていくつかあるため，数種類を調べることで強く推定できる[1]．血中 CRP（C‑reactive protein）などの炎症マーカーも普段は微量だが，炎症を起こしているときに高濃度で確認される．ただし，全身の指標にはなるが，どの組織での炎症かまではわからない．

継続した病態のバイオマーカー

血糖値は1つの指標である．高ければ高血糖として糖尿病が疑われるが，

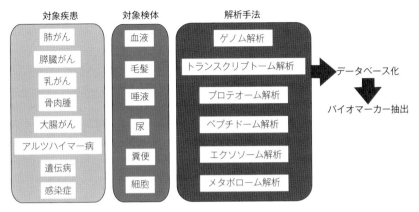

対象疾患　　　対象検体　　　　　　解析手法

対象疾患
- 肺がん
- 膵臓がん
- 乳がん
- 骨肉腫
- 大腸がん
- アルツハイマー病
- 遺伝病
- 感染症

対象検体
- 血液
- 毛髪
- 唾液
- 尿
- 糞便
- 細胞

解析手法
- ゲノム解析
- トランスクリプトーム解析
- プロテオーム解析
- ペプチドーム解析
- エクソソーム解析
- メタボローム解析

→ データベース化
↓
バイオマーカー抽出

図 1　バイオマーカー探索の戦略モデルの例

マーカーの 1 つであるため，高血糖だからといって糖尿病とはいえない．一過性の高血糖であれば，採血時間の時だけ高血糖だったかもしれない．随時高血糖かどうかをみる指標として，ヘモグロビン A_{1c} という値が使われる．ヘモグロビンは赤血球を構成するタンパク質の一種で，酸素と結合することで各組織に酸素を運搬する役割があるが，血糖値が高いとヘモグロビンと結合して糖化ヘモグロビンであるヘモグロビン A_{1c} を形成する．血糖値が高ければ高いほどヘモグロビンは糖と結びつきやすい．また，赤血球の寿命は約120 日であるため，ヘモグロビン A_{1c} は長期の血糖値の推移を反映したものになる．ただし，状態によっては必ずしも完ぺきとはいえない[2]．

　近年では，あるポイントの血糖値だけでなく，随時血糖値を測定できるキットが市販されている．厳密にいうと，血糖値ではなく体液内のグルコース濃度であるが，それでも数日間の体内グルコース濃度を数分ごとに記録できるので，どんなときにどれぐらいの血糖値だったかを確認し，なぜその血糖値を示したかを行動と照らし合わせて推定できるため，行動療法としても利用できる．

ホメオスタシス破綻のバイオマーカーは…

　ホメオスタシスのマーカーとしては，血糖値や血圧など，様々なパラメーターがあるが，これらはいつもある程度の幅で揺らいでおり，少しの日常的

なストレスで変化しやすい．たとえば，食事をすれば血糖値は高くなるし，水分を取らなければ体液量も少なくなるし浸透圧も高くなるだろう．運動すれば血圧が高くなるし体温も上昇する．また，緊張しているときなどは，交感神経が活性化しているため，一時的に血圧も血糖値も上昇していることが多い．その値を用いて，高血糖だ！高血圧だ！と騒いでも仕方がないことは理解できよう．

　ホメオスタシスのバイオマーカーを1つに絞ることは限界があると考えられる．最低でも2つ以上のマーカーを同時に測定して，それをもとに推定する必要がある．また，随時血糖のように，日常の生活における変動をみる必要があろう．心電図検査で精密検査が必要になると，24時間の心電図を記録する，ホルター心電図を取り付けることがある．後日，それを解析して，不整脈があるか，波形に乱れはないか，心拍数はどうか，などをチェックする．

☕ Coffee Break
"がん"のにおい

　近年，一滴の尿で"がん"かどうかを判断できる可能性が提案されている（**図2**）．それも，どの種類の"がん"なのか，まで判断できるらしい．健常者とがん患者の尿を数滴，シャーレの端に垂らしておいて，線虫をシャーレの中心に配置する．すると，がん患者の尿には近づいていき，健常者の尿からは離れることがわかった[3]．現在では，胃がんや大腸がんなど10種類程度のがんについて判別可能であり，90%以上の精度だという．"がん"の精密検査にはPET－CTなどの高価な治療法や放射線の暴露などがネックになっている．血液内のバイオマーカーも精度が低い．それゆえ，線虫を用いて尿の匂いで判別できるようになれば，安価で高精度なバイオマーカーとして利用可能になるかもしれない．

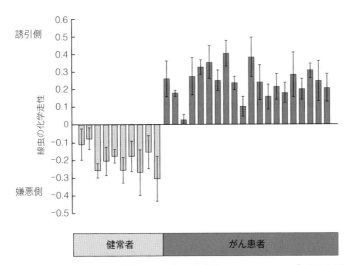

図2　線虫に対するがん患者の尿による誘引（Hirotsu et al., 2015[3] より改変）
線虫はがん患者の尿に誘引されて近づいていく．ここで利用した尿は，胃がんと結腸・
直腸がん患者の尿が多く，ステージ1や2であっても誘引されている．

文　献

1) Matzke LA, Watson PH: Biobanking for Cancer Biomarker Research: Issues and Solutions. Biomark Insights, 15: 1177271920965522, 2020.
2) Kaiafa G, Veneti S, Polychronopoulos G, et al.: Is HbA1c 下付 an ideal biomarker of well-controlled diabetes? Postgrad Med J, 97: 380‒383, 2021.
3) Hirotsu T, Sonoda H, Uozumi T, et al.: A highly accurate inclusive cancer screening test using Caenorhabditis elegans scent detection. PLoS One, 10: e0118699, 2015.

$\mathcal{Q}ue$ 22 運動トレーニングはホメオスタシスに影響を与える？

 Ans

運動によるエネルギー代謝の流れは，その運動でATP産生しやすいルートが形成される．そのための骨格筋組成の再編成が生じるほか，分子レベルでの発現調整も行われる．短時間での大量のATP合成が必要であるため，乳酸などの代謝産物も大量に発生するが，それを処理する能力も高くなる．心臓の収縮力も強くなると，相対的に心拍数は少なくなる．

運動トレーニングには，ジョギングやランニング，スイミングなど，持続的な運動を長時間行うことで持久的な運動能力を高めるトレーニングと，筋トレや投てき競技など，筋力を鍛えて瞬発的な運動能力を高めるトレーニング，さらにサッカーやバスケットボールなど，長時間にわたり時々ダッシュを行いながら巧緻性の高い運動を織り交ぜるトレーニングなど，さまざまな種類が存在する．その結果，身体のホメオスタシスも大きく変わってくる．

エネルギー代謝の流れが変わる

骨格筋には，ミトコンドリアが豊富で，酸素を用いたATP合成が得意な赤筋と，ミトコンドリアは少ないが解糖系酵素活性が高く，筋の収縮速度が速い白筋，そして赤筋と白筋の中間筋がある．持久的運動能力を高めるトレーニングを行うと，体脂肪が少なくなるとともに赤筋の割合が多くなる．一方，瞬発的な運動能力を高めると，筋線維が太くなるとともに白筋の割合が多くなる．これによって，エネルギー代謝の割合も変わる．当然ながら，赤筋が多いほど脂肪酸を利用できる割合が多くなる．では，白筋が多いほど脂肪燃焼が少なくなるか？　というと，そう簡単ではない．瞬発的な運動トレーニングは筋量増加を伴うため，エネルギー消費臓器が増える．赤筋の割合が少なくなるといっても，非トレーニングの場合と比べると，十分な赤筋量があるため，結果的には全体のエネルギー消費量は増加する．

トレーニングする骨格筋の部位によっても増量する骨格筋量は変わってく

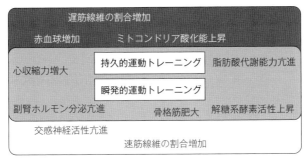

図1　運動トレーニングによる主なホメオスタシス維持能力の変化
ホメオスタシス維持に関わる能力は，トレーニングの種類によってそれぞれ異なる変化・適応をする．一部は，トレーニングの種類が違っても同じように変化・適応する能力もある．

るが，トレーニングの有無や種類によって，糖と脂肪のエネルギー代謝が質的・量的変化をきたすことになる．これは適応といって，ホメオスタシスのレベルを変化せしめる外部刺激になる（図1）．

耐乳酸能力とは？

　高強度運動を行うと，酸素の供給が追い付かなくなるため，ATP合成の役割を解糖系が担うことになる．解糖系はグルコースから酸素を使わずにATP合成を行うことができるため，解糖系酵素活性が豊富な白筋を多く持つ人は有利になる．解糖系の最終産物であるピルビン酸は，酸素があればミトコンドリアの中に入って最終的に二酸化炭素と水になるまで酸化されることになる．しかし，酸素がない場合，ピルビン酸は乳酸脱水素酵素により乳酸に変換される．乳酸は血中に放出されて，他の組織に利用されるか，そのまま骨格筋に蓄積する．骨格筋に蓄積したままの乳酸は骨格筋を酸性に傾けるため，酵素が働きにくくなり，代謝が滞って疲労につながる（諸説あり）．一方，血中に放出された乳酸は，その濃度を測定することにより乳酸代謝能力を推定できる[1]．

　乳酸代謝能力には2種類あると考えられる．乳酸処理能力と乳酸産生能力である．これまでは，血中乳酸濃度が高いことが疲労の指標とされてきたが，最近ではその常識が覆され，血中の乳酸が疲労物質ではないことはコンセン

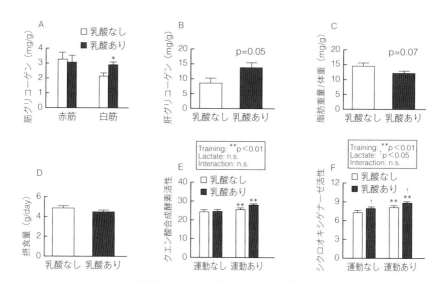

図2　乳酸摂取による運動トレーニング効果の違い

乳酸摂取しながら運動トレーニングを行うと，白筋と肝臓における貯蔵グリコーゲンが増加する（*P＜0.05 vs 乳酸なし）．摂食量は変わらないが，体脂肪率は低下傾向にある（A－D：Hoshino et al., 2014[2]）より改変）．また，ヒラメ筋において，ミトコンドリア内の酸化系酵素であるクエン酸合成酵素やシクロオキシゲナーゼ活性が上昇する（**P＜0.01 vs 運動なし，†P＜0.05 vs 乳酸なし）（E－F：Takahashi et al., 2020[3]）より改変）．

サスが得られている．では，血中乳酸は何を示しているか？　赤筋が多く酸化能力が高ければ，乳酸が蓄積される前にピルビン酸をミトコンドリアで酸化できるので，血中乳酸濃度は高くならない．一定強度の高強度運動中あるいは運動後に，血中乳酸濃度が高くならないのは，乳酸を酸化して処理できる能力が高いという見方ができる．それとは逆に，血中乳酸濃度が高い場合，解糖系活性が強いので酸化できないぐらいの乳酸を生成し，それを蓄積せずに血中に放出できている，という評価もできる．全力で疲労困憊になるまで運動した結果，血中乳酸濃度が高いほど，高いパフォーマンスを発揮できているかもしれない．一方，乳酸を摂取することで筋代謝が亢進することも報告されている（図2）[2,3]．

心拍数が減る理由

運動トレーニングで変化するのは，骨格筋だけではない．持久的トレーニ

ングであれば,呼吸循環器系のホメオスタシスも大きく変化する.運動時は,運動器である骨格筋が多くの酸素と栄養素を必要とするため,心臓から送り出す血流が多くなる.その分,心筋にとってもトレーニングになる.安静時において心臓から拍出される心拍出量は,1回の心収縮あたり約700 ml である.心拍数は約70拍/分とすると,1分当たりの心拍出量は約5,000 ml になる.しかし,アスリートになると,1分当たりの心拍出量は変わらないが,安静時における1回あたりの心拍出量が約1,000 ml に増える.その分,心拍数は約50拍/分と少なくて済む.持久系アスリートの心拍数が少ないのは,心臓が適応してホメオスタシスのレベルが変化したためといえよう.

文 献

1) Sahlin K: Metabolic factors in fatigue. Sports Med, 13: 99-107, 1992.
2) Hoshino D, Hanawa T, Takahashi Y, et al.: Chronic post-exercise lactate administration with endurance training increases glycogen concentration and monocarboxylate transporter 1 protein in mouse white muscle. J Nutr Sci Vitaminol (Tokyo), 60: 413-419, 2014.
3) Takahashi K, Kitaoka Y, Yamamoto K, et al.: Oral Lactate Administration Additively Enhances Endurance Training-Induced Increase in Cytochrome C Oxidase Activity in Mouse Soleus Muscle. Nutrients, 12: 770, 2020.

Que 23 骨格筋は運動器？それとも内分泌腺？

骨格筋は生体臓器の中で唯一，意識的に動かすことができる臓器であり，運動器として認識されている．一方で，骨格筋細胞からは分泌される分子（マイオカイン）が存在し，それらは血液を通って他臓器に作用するため，内分泌腺でもあるといえる．恒常的に分泌されるマイオカインと，運動時や筋収縮により分泌が促進されるマイオカインがある．

　骨格筋は随意筋ともいわれ，身体の中で唯一，自分の思い通りにコントロールできる器官である．だからこそ，自由な行動や運動，あるいは発声や呼吸が可能になる．器官分類としては運動器とされてきたが，近年になってホルモン様物質を分泌する内分泌器官でもあることが注目されている．

骨格筋は自分でコントロールできる唯一の器官

　骨格筋は文字通り，骨と筋肉が一緒になっている器官である．筋肉を収縮させることで骨を動かし，身体を移動させたり守ったり外部に働きかけたりする．骨に付かずに筋肉だけ収縮しても動くことはないし，骨一本だけについた筋肉が収縮しても張力は出ても骨は動かない．少なくとも2本以上の骨にわたって接着することが必要で，それによって関節を作ることで，骨と骨に角度をつけて動かすことができる．さらに骨格筋は，他の筋である心筋や平滑筋と違って，運動神経が支配するため，自分の意志で自由な収縮をさせることが可能である．心筋と平滑筋は自律神経が支配するため，自分でコントロールすることができない．それゆえ，骨と骨格筋は「運動器」として，骨格筋は「随意筋」として認識されている（図1）．

筋収縮で分泌するマイオカイン

　昔から，運動中には血液中のホルモンが変化することが知られていた．教科書にも出てくるような古典的ホルモンであるアドレナリンや副腎皮質ホルモンは，高強度運動になるにつれてその血中レベルも高くなる．逆に，イン

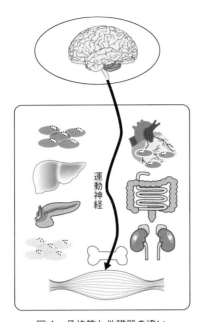

図1　骨格筋と他臓器の違い

骨格筋（および骨）は運動神経とつながっており，他臓器と違って意識的に動かすことができる「運動器」である．同時に，他臓器同様，内分泌を放出する「内分泌腺」でもある．

スリンなどの血糖値を低下させるホルモンや消化・吸収に関与するような消化管ホルモンは，運動時には不要であるため分泌は抑制される．

　また，古典的ホルモン以外にも，運動時に血中濃度が高くなるものがある．例えば，インターロイキン6（IL-6；interleukin-6）は運動時に血中レベルが急増し，運動終了とともに安静時レベルに戻る．この時のIL-6は，骨格筋の収縮によって骨格筋から分泌されることが知られている[1]．IL-6以外にも，骨格筋から分泌されるサイトカインはFGF-21やSPARC（Secreted protein acidic and rich in cysteine），IrisinやIGF-1など，数多く分泌されることがわかってきた（**図2**）．これらは骨格筋から分泌されるサイトカインということで，2000年代になってマイオカインと呼ばれるようになった[2]．筋収縮により分泌されるものもあれば（調節性分泌），それとは関係なく分

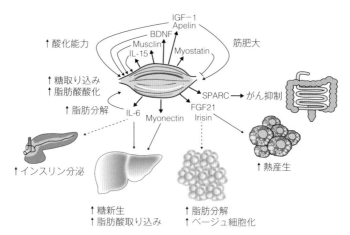

図2　骨格筋から分泌されるマイオカイン（Laurens et al., 2020[5]）より改変）
骨格筋は運動器であり，かつ内分泌腺でもある．普段から恒常的に分泌される構成性マイオカインと，筋収縮により分泌される収縮性マイオカインがある．それぞれのマイオカインは，オートクラインとして骨格筋に作用したり，内分泌として血流にのって他臓器で作用したりする．

泌されるものもある（構成性分泌）．咀嚼による筋収縮で分泌される IGF-1 は骨細胞に作用して骨の成長を促すなど，合目的的な働きがあるが[3]，他の多くのマイオカインの生理的な役割は未解明である．

マイオカインの役割

IL-6 は骨格筋への糖の取り込みを促進し，肝臓からは糖新生を促す．FGF-21 も，肝臓で糖産生を促し，脂肪組織では脂肪を分解させ，骨格筋では燃焼させる．脂肪細胞から分泌されて代謝を活性化させるアディポネクチンは，骨格筋からも分泌されることが報告されつつある．これらは，運動中は骨格筋へエネルギーを供給する必要があるので，収縮中の骨格筋由来マイオカインは，エネルギーの流れを骨格筋へ集中させるためには合理的といえよう．

運動習慣があると，大腸がんになりにくいことが知られていた．マイオカインである SPARC は消化管に作用し，大腸がんを抑制することが明らかとなり，運動習慣と大腸がんの逆相関に寄与する可能性が指摘されている[4]．アディポネクチンや IGF-1 などは，脳へ入り込み，海馬などにおける神経

新生に関与する．それゆえ，ストレス負荷時や認知症などの海馬の神経が萎縮する症状でも，運動によりマイオカインを介してその症状を改善できる可能性が示唆されている．

　逆の作用を持つマイオカインもある．マイオスタチンは骨格筋の増殖と分化を止めて，筋を萎縮させる．マイオスタチンの遺伝子発現を抑制すると，隆々とした骨格筋を形成するラットや牛ができ上がる．近年では，筋萎縮を発端とする疾患（ロコモティブシンドロームやサルコペニアなど）が増えていることもあり，マイオスタチンを標的として薬剤などが開発されている．

🦪 Coffee Break

エクサカイン？

　骨格筋から分泌されるホルモンが「マイオカイン」と呼ばれることをここで紹介したが，それとは別の言葉で「エクサカイン：Exerkine」がある[5]．マイオカインよりも聞きなれないかもしれないが，エクサカインは運動時に分泌されるホルモンと解釈される．必ずしも骨格筋から分泌されなくてもよい．ただ，運動により分泌するホルモンは多いが，運動時のみ分泌されるホルモンはどれぐらいあるだろう．それをみつけることができれば，運動によるウェルネス効果に寄与するホルモンとして，創薬のターゲットになるかもしれない．

文　献

1）Steensberg A, van Hall G, Osada T, et al.: Production of interleukin-6 in contracting human skeletal muscles can account for the exercise-induced increase in plasma interleukin-6. J Physiol, 529 Pt 1（Pt 1）: 237-242, 2000.

2）Pedersen BK, Steensberg A, Fischer C, et al.: Searching for the exercise factor: is IL-6 a candidate? J Muscle Res Cell Motil, 24: 113-119.

3）Inoue M, Ono T, Kameo Y, et al.: Forceful mastication activates osteocytes and builds a stout jawbone. Sci Rep, 9: 4404, 2019.

4）Aoi W, Naito Y, Takagi T, et al.: A novel myokine, secreted protein acidic and rich in cysteine (SPARC), suppresses colon tumorigenesis via regular exercise. Gut, 62: 882-889, 2013.

5）Laurens C, Bergouignan A, Moro C: Exercise-Released Myokines in the Control of Energy Metabolism. Front Physiol, 11: 91, 2020.

Que 24 筋トレは骨格筋だけに働きかけ るのか？

筋トレで鍛えられるのは骨格筋だけでなく，骨や運動神経，非運動筋など，運動器の調節に関与する器官がなんらかの適応変化を示す．また，血流を調節する心血管系や，エネルギー源を貯蔵・供給する脂肪組織，報酬作用を感じる脳などにも，筋トレの効果は広がる．

筋トレは骨格筋を鍛えるトレーニングであり，他臓器への影響はほとんど調べられていなかった．しかし近年，マイオカインや臓器連関など，骨格筋からのホメオスタシス調節が注目されており，筋トレによる副次的効果も期待されている．また，心血管系や脂肪組織，脳に至るまで筋トレの影響があると考えられている．

骨格筋を動かすのは運動神経

骨格筋は随意筋であり，自分で自由に動かすことができる唯一の臓器である．意識的に動かすためには中枢神経系からの指令が必要になるが，骨格筋を支配する最終的な伝達神経は，α 運動ニューロンと呼ばれる運動神経である．赤筋を支配する α 運動ニューロンの種類と，白筋を支配する α 運動ニューロンの種類は，明らかな違いがあり，赤筋を支配する α 運動ニューロンは赤筋専用，白筋を支配する α 運動ニューロンは白筋専用である．α 運動ニューロンとそれが支配する骨格筋線維を，運動単位という（図1）．運動トレーニングを継続的に行うことで，筋線維組成はその運動に適応するかのように変化するが，その理由はすなわち，支配する α 運動ニューロンが適応するからである．意識的に骨格筋を動かすことで運動ニューロンの活動パターンが変化し，それによって支配されている骨格筋が適応的変化を示す．

意識的に動かさず，電気的に骨格筋を収縮させ，筋肥大を生じさせることも可能であるが，その骨格筋を支配する α 運動ニューロンはトレーニングされていないため，筋肥大は生じても，使えない筋肉なのかもしれない．

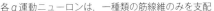

各α運動ニューロンは，一種類の筋線維のみを支配

運動単位の種類
FF   FR   S

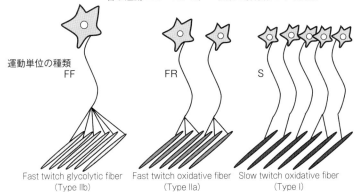

Fast twitch glycolytic fiber   Fast twitch oxidative fiber   Slow twitch oxidative fiber
(Type IIb)   (Type IIa)   (Type I)

図1　骨格筋を動かす運動神経と骨格筋線維のつながり
運動神経はそれぞれ白筋や赤筋，中間筋を支配する種類が異なる．速く収縮し解糖系が
活発な白筋（Type IIb 線維）は，1 本のα運動ニューロンにより複数本の筋線維が支配
される．収縮は遅いが酸化系代謝が活発なので疲労しにくい赤筋（Type I 線維）は，1
本のα運動ニューロンに支配される筋線維数が数本である．白筋と赤筋の中間の性質で
ある Type IIa 線維は，α運動ニューロンの特徴も中間である．このようなタイプの異な
る運動神経と筋線維のペアは運動単位と呼ばれ，タイプにより FF, FR, S と分類される．

非収縮骨格筋への影響

　筋トレをすると，筋トレで使わなかった骨格筋も，その恩恵を受ける．筋
トレをすると，成長ホルモンとともにインスリン様成長因子（Insulin‐like
growth factor‐1；IGF‐1）が分泌される．IGF‐1は強力な骨格筋肥大誘導
作用がある．分泌したIGF‐1は，筋収縮により損傷した骨格筋への作用が
強いことには変わりないが，血中を流れるため，少なからず骨格筋すべてに
作用する（図2）．

　九州にある久山町住民の健康データを長期にわたって計測し続けている研
究がある．近年，このスタディでわかったことは，握力が強い人ほど長寿で
あり，認知症になりにくいということである[1,2]．握力に寄与する前腕の筋
は細長く，その部分を局所的に鍛える人は少ない．しかし，筋トレや運動な
どで IGF‐1を多く分泌させている人は前腕の筋も強くなると考えられ，握
力の強さと相関が高くなるだろう．以前より，運動量が多い人は認知症にな
りにくいといわれているので，運動で増やした筋量の指標として握力を計測

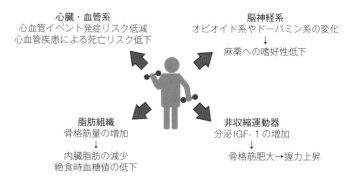

心臓・血管系
心血管イベント発症リスク低減
心血管疾患による死亡リスク低下

脳神経系
オピオイド系やドーパミン系の変化
↓
麻薬への嗜好性低下

脂肪組織
骨格筋量の増加
↓
内臓脂肪の減少
絶食時血糖値の低下

非収縮運動器
分泌IGF-1の増加
↓
骨格筋肥大→握力上昇

図２　筋トレによる主なホメオスタシス維持能力の変化

すれば，認知症や寿命に対する指標にもなるかもしれない．

心血管系への影響

　筋トレは一過性ではあるが血圧を大きく上昇させるため，心血管系への負担が大きい．心筋への負荷は，心筋肥大につながる．病的に分厚くなった心室筋は，血圧や心臓に大きな負担をかける．しかし，適度な筋トレは心血管イベントの発症リスクや心血管疾患による死亡リスクを引き下げる効果があるようだ（図２）[3]．追跡研究によると，週３回までの適度な筋トレは心血管イベントや心血管疾患による死亡リスクが減少したが，週４回以上になると逆にリスクが高まった．１回のトレーニング時間は60分以内では統計学的に有意なリスク低下が認められたが，それ以上の長い時間のトレーニングでは有意差がみられなかった．

　また，筋トレと有酸素運動を組み合わせたサーキットトレーニングであれば，有酸素運動だけよりも心機能に対して有効であることが，心電図を用いた研究で報告されている[4]．

脂肪組織への影響

　脂肪組織は運動しないが，有酸素運動においては遊離脂肪酸やグリセロールなどを供給するエネルギー源の配給組織として機能する．それに対して筋トレでは，解糖系やクレアチンリン酸系が優位に働くため，脂肪組織からのエネルギー源の供給は必要ない．しかし，筋トレ後の骨格筋量の増加は，

間接的に脂肪組織に影響を及ぼす．糖尿病予備軍を用いたヒト研究において，12 カ月の筋トレを実施した群が，骨格筋量の増加とともに内臓脂肪の減少と絶食時血糖値の低下を認めた[5]．これは，有酸素運動トレーニングの群と同様であり，筋量の増加に限っては筋トレ群の方が多かった（図2）．

脳への影響

ラットの研究において，レジスタンス運動トレーニングを行うことによって，快感を感じる脳の側坐核における遺伝子発現（オピオイドやドーパミンの受容体）の変化に伴って，麻薬であるヘロインへの嗜好性が低下することが報告されている[6]．これは，筋トレにより，麻薬中毒の治療や予防の効果が高まる可能性を示唆している（図2）．

文　献

1）Kishimoto H, Hata J, Ninomiya T, et al.: Midlife and late-life handgrip strength and risk of cause-specific death in a general Japanese population: the Hisayama Study. J Epidemiol Community Health, 68: 663–668, 2014.

2）Hatabe Y, Shibata M, Ohara T, et al.: Decline in Handgrip Strength From Midlife to Late-Life is Associated With Dementia in a Japanese Community: The Hisayama Study. J Epidemiol, 30: 15–23, 2020.

3）Liu Y, Lee DC, Li Y, et al.: Associations of Resistance Exercise with Cardiovascular Disease Morbidity and Mortality. Med Sci Sports Exerc, 51: 499–508, 2019.

4）Dor–Haim H, Barak S, Horowitz M, et al.: Improvement in cardiac dysfunction with a novel circuit training method combining simultaneous aerobic-resistance exercises. A randomized trial. PLoS One, 13: e0188551, 2018.

5）Yan J, Dai X, Feng J, et al.: Effect of 12-Month Resistance Training on Changes in Abdominal Adipose Tissue and Metabolic Variables in Patients with Prediabetes: A Randomized Controlled Trial. J Diabetes Res, 2019: 8469739, 2019.

6）Smith MA, Fronk GE, Abel JM, et al.: Resistance exercise decreases heroin self-administration and alters gene expression in the nucleus accumbens of heroin-exposed rats. Psychopharmacology (Berl), 235: 1245–1255, 2018.

Que 25　ホメオスタシスを高める効果的な運動プログラムとは？

運動トレーニングには様々な種類がある．有酸素運動と無酸素運動の組み合わせや，運動と休憩の組み合わせ，運動強度による調整など，運動する人にとって適するトレーニングを選ぶことで，効果的にホメオスタシス維持能力を高めることができる．心拍数は，目標の運動強度を手軽に決められる項目になる．

　運動トレーニングがホメオスタシスのレベルを上げることは，すでに論じてきた．しかし，一言で運動トレーニングと言っても，その内容は様々であり，目的によってトレーニングの種類も異なってくる．では，どのような運動トレーニングがよいのだろうか．

サーキットトレーニング

　筋トレと有酸素運動を連続的に組み合わせた，一般的な運動プログラムは，筋トレによる筋力や瞬発力の増強だけでなく，異なる骨格筋を使う運動を少ない休憩で行うことで，連続的な運動になり，持久力や呼吸循環器系も鍛えることができる．有酸素運動は比較的，身体を動かしながら休憩するアクティブレストとして取り入れられる場合もある．

　有酸素運動は心肺機能や持久力を鍛えるにはうってつけであるが，筋力の大きな変化を見込みにくい．サーキットトレーニングで筋トレを取り入れることで，筋力の向上にも寄与できるため，有酸素運動の欠点を補うことができる．また，筋トレには成長ホルモン分泌刺激効果がある．成長ホルモンは脂肪燃焼を促進するため，有酸素運動の効果が増強されると考えられる．

　Que24でも記述したが，筋トレは一時的に血流を阻害するような血圧を高める運動になる．血流を滞りなく流すためにも，全身的な律動運動を行うことは，心血管系への負担を軽減するためにも理にかなっている．

　また，有酸素運動は一定時間以上の継続的な運動が必要になるが，ジョギ

102

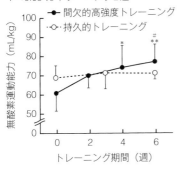
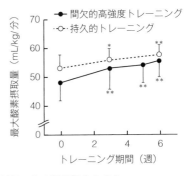

図1 運動トレーニングの種類による運動能力の変化
(Tabata et al., 1996[1] より改変)
持久的トレーニングと間欠的高強度トレーニングを 6 週間実施したときの運動能力の変化.
間欠的高強度トレーニングは，無酸素運動能力だけでなく，有酸素運動能力も高める.

ングやスイミングなどを長時間行うことが困難な人にとっても，バラエティ
に富んだ動きができれば，飽きずに精神的な負担も軽減されるかもしれない.

高強度間欠的運動

　全力に近い運動（約20~40秒程度）と休憩（約10~20秒程度）を，2：1程
度の時間割合で実施し，これを数セット行う．全力の高強度運動は，本来必
要な酸素量を摂取できず無酸素運動の割合が多くなり，酸素借が蓄積する．
休憩時には全力運動時に必要だった酸素を取り戻すための余剰酸素消費量が
増える．セットが繰り返されるにつれて，酸素借は漸減するが，運動時の酸
素消費量と休憩中の余剰酸素消費量は増加する．この方法は，一定強度の持
久的運動トレーニングのみで上昇する有酸素運動能力に匹敵するぐらいの効
果を発揮することが報告されている[1]．これにより，無酸素性運動能力と有
酸素性運動能力の両方を，高レベルで鍛えることができる（**図1**）.

　高強度間欠の運動の代表として，タバタトレーニングや Peter Coe によ
るトレーニング法などがある．最近では，HIIT（High‐Intensity Interval
Training）とも呼ばれている．この方法は，短時間で効果が出ることに利点
があるが，呼吸循環器系に大きな負担を強いるため，アスリートや健常な若
者に適用される.

表1　運動トレーニングの種類と特徴

トレーニングの種類	特　徴
高強度間欠的運動	全力で数十秒，休憩を数十秒のサイクルを数セット行う． 短時間で無酸素性・有酸素性運動能力の両方を鍛えることが可能． 呼吸循環器系に障害がある場合は，医師との相談の上で．
サーキットトレーニング	筋力トレーニングと有酸素性トレーニングを休憩を挟まずに連続で行う． 瞬発性・有酸素性運動能力を同時に鍛えることが可能． 運動強度はプログラムにより調整できる．
インターバル速歩	60～70％程度で数分歩いた後は，ゆっくり歩きを挟む． 再び速歩きを数分行うことを繰り返す．速歩きが15分以上になるよう努める． 運動器や呼吸循環器に適度な有酸素負荷をかけることが可能．
ジョギング	50％前後の運動強度を20分以上かけて行う持続的な走運動． 有酸素性運動能力を鍛えることが可能． 運動強度（走速度）は個人で調整可能．
Long Slow Distance	歩く速度より少し速いぐらいの速度で長時間の走運動を行う． 運動強度が弱いので，初心者でも可能．

インターバル速歩

　上記のトレーニングはアスリートや若者を対象とした方法だが，高齢者や運動療法が必要な肥満・糖尿病患者には推奨できない．また，厚生労働省から一日一万歩を目安として歩くことが推奨されているが，一万歩には根拠がない．

　高強度間欠的運動を，もう少し軽減した方法として，インターバル速歩が存在する[2]．これは，速歩き（最大心拍数の60～70％程度）とゆっくりした歩行を3分程度に交互に行う方法であり，速歩きを高強度運動に，ゆっくりした歩行を休憩に見立てた，高強度間欠的運動である．あくまでも歩行であるため，膝など身体に負担が少なく，高齢者に対する運動や運動療法としても取り入れやすい（表1）．ただし，上半身の骨格筋を鍛える割合が少なくなるため，可能なら重りを持ったまま歩いたり，持ち上げながら歩いたりすれば，サーキットトレーニングに近い形の補強になるかもしれない．

Long Slow Distance

　一般的なジョギングは，およそ時速6～8kmぐらいで走るが，それでも身

体に負担になり息が上がる人もいる．Long Slow Distance は，一般的なジョギングよりもさらにゆっくり走るジョギングである[3]．上記のインターバル速歩よりも遅く走ることもあり，超低強度運動といわれる．隣の人と会話できるぐらいのジョギングであり，むしろ，余裕があるからといってペースを上げ過ぎないことが重要である．運動への心理的抵抗を減らすことが一番の目的だといえる．

🍩 Coffee Break

最大心拍数と目標心拍数

　有酸素運動トレーニングを行う時は，運動中の目標心拍数を決めることが多い．目標心拍数は，最大心拍数から年齢（歳）を引き，さらに安静時心拍数を引いた数字に，運動強度を掛けてから，安静時心拍数を足すことで算出できる．例えば，安静時心拍数 70 拍/分の 30 歳の人が 40% 運動強度でトレーニングするのであれば，目標心拍数は（（220-30）-70）× 0.4 + 70 = 118 拍/分になる．

文　献

1）Tabata I, Nishimura K, Kouzaki M, et al.: Effects of moderate-intensity endurance and high-intensity intermittent training on anaerobic capacity and $\dot{V}O_2$max. Med Sci Sports Exerc, 28: 1327–1330, 1996.
2）Masuki S, Morikawa M, Nose H: Interval Walking Training Can Increase Physical Fitness in Middle-Aged and Older People. Exerc Sport Sci Rev, 45: 154–162, 2017.
3）Ikenaga M, Yamada Y, Kose Y, et al.: Effects of a 12-week, short-interval, intermittent, low-intensity, slow-jogging program on skeletal muscle, fat infiltration, and fitness in older adults: randomized controlled trial. Eur J Appl Physiol, 117: 7–15, 2017.

Que 26 運動は免疫力を強くするのか？

 Ans

運動直後（特に激しい運動の直後）は，一過性に免疫力が低下する．運動後は，血液中に一過性の炎症性サイトカインの上昇がみられる．その後は徐々に免疫力が回復し，結果的には免疫力が高まる．過剰なトレーニングは，免疫機能の回復を待たずにさらなる免疫力の低下を引き起こすなど，オーバートレーニングになる可能性がある．

　定期的な運動が健康によいことは周知の事実であり，老若男女に一定の理解が得られている．健康を守るうえで必要なのは，ホメオスタシスのレベルを上げることでもあり，維持する力を育むことでもある．この部分への刺激として運動トレーニングは長けている．一方，外部からの侵入に対して抗う免疫力には，免疫担当細胞の数や配置，その感受性や攻撃力など，様々な側面からの評価がある．では，運動がどのように免疫力を強くするのだろうか．

オープンウインドウ仮説

　一般的に，一過性の高強度運動後では，免疫力が低下することが知られている．運動により一過性に，ホメオスタシスが乱されているからだ．この乱れが整う前に，ウイルスや菌などの外部侵入が生じると，免疫担当細胞がスムーズに働ける環境になく戦闘態勢に入っていないため，一時的に免疫機能が低下する．病原体に対して開放的な状態であるため，「オープンウインドウ」状態といわれる（特に上気道感染率において）[1]．高強度運動後には，ストレスホルモンと呼ばれるグルココルチコイドが多量に分泌されており，グルココルチコイドと NK 細胞活性には逆相関がみられるため，これが免疫抑制に関与すると考えられている．運動後の免疫力は免疫グロブリンの低下を指標とすることが多いが，運動後早ければ 3 時間から遅くても 72 時間ぐらいで元の値に戻る．

オーバートレーニング症候群

トレーニングの原則に，過負荷の原則があるが，過剰負荷になると回復に時間がかかる．回復しないまま次のトレーニングを行ってしまうと，慢性疲労状態に陥る．このように，運動強度や運動量が過剰であり，トレーニング期間とその間隔が適切でなければ，オーバートレーニング症候群の症状がみられる．食欲不振や睡眠障害，体重減少や集中力の低下，安静時の心拍数や血圧の上昇などがみられる．原因として，視床下部からの抗ストレスホルモン系と自律神経系のバランスが崩れるためと考えられている．その結果，免疫機能は低下し，競技パフォーマンスも低下する．

運動と炎症

運動自体は，骨格筋を何度も収縮することで局所において筋の炎症を引き起こす．この炎症反応は，外部からの侵襲刺激が引き起こすような炎症と同じであろうか．運動により分泌されるサイトカインで顕著な上昇をみせるのは，マイオカインともいわれる IL-6 である．IL-6 は，糖・脂肪酸代謝に関与することはこれまでの Que23 で説明したが，炎症反応との相関は不明である．筋収縮による炎症が IL-6 分泌のトリガーとなっているのか，炎症を抑制するために IL-6 が分泌されるのかも，明確な答えが出ていない．ただし，IL-6 は TGF-β とともに，ヘルパーT細胞の1つである Th17 細胞（IL-17 を分泌するヘルパーT細胞）の分化を刺激する．また，IL-1ra（IL-1 受容体の拮抗物質）や IL-10，グルココルチコイドの分泌を刺激することから，抗炎症性の作用も誘導するのではないかとも考えられている（図1）[2]．

IL-10 も IL-6 と同様に，運動とともに血中濃度が上昇するサイトカインである．IL-10 は抗炎症性サイトカインであり，運動で生じた炎症を抑制するために分泌されると考えられる．ただし，骨格筋から分泌しているかは不明であり，運動後における骨格筋での IL-10 の mRNA 増加はみられない．一方で，運動時の骨格筋では好中球が浸潤しているという報告がある．このような好中球の遊走には，運動時に血中濃度が上昇するケモカインの IL-8（あるいは CXCL-8）が関与すると考えられている．IL-8 は全身のあらゆる細胞で産生されるが，運動時には骨格筋での産生誘導も認められるため，骨格筋が好中球を呼び寄せているのかもしれない．

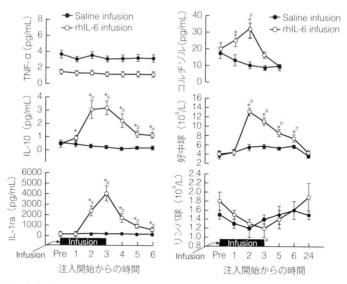

図1　IL−6 注入によるサイトカインおよび血球の変化(Steensberg et al., 2003[2)] より改変)
運動時に分泌される IL−6 を血中に 3 時間にわたって持続注入（Infusion）したときとその後の
サイトカインと好中球の変化を表している．IL−10 やコルチゾルは IL−6 の持続注入により増加
するが，TNF−αやリンパ球は変化しない．●生理食塩水を注入．○IL−6 を注入．*P＜0.05 vs Pre，
#P＜0.05 vs 生理食塩水．

　また，侵襲刺激後には，サイトカインであるインターロイキン−1（IL−1）
や腫瘍壊死因子（TNF−α）が，血中で一過性の上昇をみせる．これらはT
細胞の分化に関係しており，免疫担当細胞の増強への急性刺激となる．しか
し，運動後においては，これらのサイトカインの一過性の上昇はみられるが，
あまり顕著な上昇はみられないことが多い．これらは筋損傷に従って分泌さ
れる炎症反応と考えられる．

運動による免疫機能の向上

　高強度運動の直後は，リンパ球数が顕著に上昇するが，回復期においては
数時間にわたり運動前よりも低下する（オープンウインドウ仮説）．加えて，
激しい運動は一時的に NK 細胞の活性をも低下させる．これらは J カーブ仮
説として提唱されている（図２）．しかし，適切な運動トレーニングを実施す
ると，リンパ球数の増加を認め，NK 細胞の活性も増強させる．運動で一過性

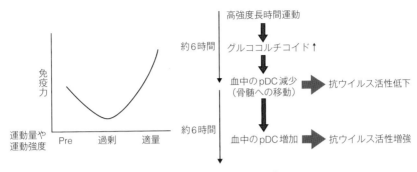

図2　運動強度と免疫力の適応

運動直後は免疫力が低下する．運動強度が高すぎても，時間が長すぎても免疫力は低下する．運動強度も運動量も適量であれば回復するときに適応することで免疫力が向上する（左図；Jカーブ仮説）．高強度長時間の一過性運動をすると，グルココルチコイドの分泌がきっかけで，血中の免疫担当細胞の1つである形質細胞様樹状細胞（pDC）が骨髄へ移動することにより，一時的に免疫力（ここでは抗ウイルス活性）が低下する．しかし，時間とともに血中 pDC 量が運動前よりも増加することで超回復が起こり，免疫力が増強する．

に免疫力は低下するが，継続してトレーニングすると免疫力は増強する．高齢者に対する運動トレーニングの効果は唾液中の IgA 分泌を促進する[3]．また，適度な運動強度で継続してトレーニングを行う人は風邪を引きにくいことも報告されている[4]．近年，血中の免疫細胞の1つである形質細胞様樹状細胞は運動中に分泌されるグルココルチコイドにより一過性に骨髄へ移動するが，その後は一転して血中の細胞数は増加するという挙動を示すことが報告された．これに並行して抗ウイルス免疫も増強するので，これは，運動によるオープンウインドウ仮説と免疫増強作用の両翼を担う機序になると考えられる[5]．

文　献

1) Nieman DC: Exercise, infection, and immunity. Int J Sports Med, 15: S131-S141, 1994.
2) Steensberg A, Fischer CP, Keller C, et al.: IL-6 enhances plasma IL-1ra, IL-10, and cortisol in humans. Am J Physiol Endocrinol Metab, 285: E433-E437, 2003.
3) Akimoto T, Kumai Y, Akama T,et al.: Effects of 12 months of exercise training on salivary secretory IgA levels in elderly subjects. Br J Sports Med, 37: 76-79, 2003.
4) Nieman DC, Henson DA, Austin MD, et al.: Upper respiratory tract infection is reduced in physically fit and active adults.Br J Sports Med, 45: 987-992, 2011.
5) Adachi A, Honda T, Dainichi T, et al.: Prolonged high-intensity exercise induces fluctuating immune responses to herpes simplex virus infection via glucocorticoids. J Allergy Clin Immunol, 148: 1575-1588.e7, 2021.

Que 27 腸内細菌が運動パフォーマンスを決める？

Ans

　アスリートとそうでない人では，腸内細菌叢の種類が異なることが知られている．運動により放出される乳酸が腸内細菌の食物になっている可能性もある．腸内細菌叢を移植した実験からは，運動パフォーマンスが変化したことも報告されており，腸内細菌のトレーニングも必要なのかもしれない．

　運動パフォーマンスに影響を与える要素として，骨格筋の収縮能や運動器動作の巧緻性，呼吸循環機能や代謝活性などがあげられる．しかし近年，消化管からの臓器連関の影響も無視できなくなりつつある．いや，臓器連関というよりは，宿主と共生する菌との相互扶助の関係といえるかもしれない．

腸内細菌とは？

　ヒトの腸内には小腸の後半から大腸にかけて，生まれた直後から常在菌として多くの細菌が滞在し，その後は食事内容などにより入れ替わる．腸内に滞在できる細菌は嫌気性であり，食事内容により常在菌が活発になったり食事に含まれている菌と入れ替わったりする．菌といっても身体に悪いわけではなく，むしろよい作用を持つ菌が多い．私たちの身体にとっての作用としての腸内細菌は，善玉と悪玉に分かれるが，多くが日和見菌であり，腸内環境によってどちらにも傾く．様々な腸内細菌があるため腸内細菌叢と呼ばれたり，お花畑を意味する腸内フローラとも呼ばれたりする．腸内細菌が放出する短鎖脂肪酸は，宿主にとってエネルギー源となったり腸壁に投射している迷走神経に作用することで脳に情報を伝達したり（腸脳相関）と，宿主である我々と共生関係にある．互いによい効果をもたらすこともあるが，生活習慣により腸内細菌の種類が変化すると，分泌物も変化し，それが原因で生活習慣病や行動変容を引き起こす原因になることもある．事実，肥満になりにくいマウスの腸内細菌を正常マウスに移植すると，高脂肪食摂取でも肥満になりにくいことや[1]，高脂肪食摂取したマウスの腸内細菌を移植されたマ

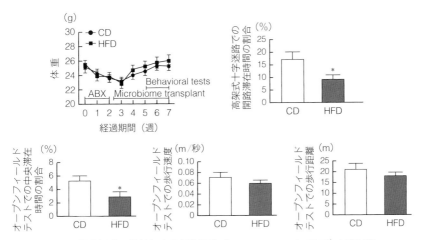

図 1　腸内細菌の移植による行動変化（Bruce-Keller et al., 2015[2]）より改変）
高脂肪食摂取させたマウスの腸内細菌を普通食摂取させているマウスへ移植すると，体重の変化はなく，不安様行動が生じる．ABX：腸内細菌の枯渇処理．Microbiome transplant：腸内細菌の移植．Behavioral tests：行動実験．CD：普通食摂取マウスの腸内細菌移植群．HFD：高脂肪食摂取マウスの腸内細菌移植群．*P＜0.05 vs CD 群．

ウスは不安様行動を惹起することが報告されている（図 1）[2]．

　ちなみに常在菌は皮膚の表面にも存在するが，こちらは好気性である．

運動トレーニングで腸内細菌も変わる？

　食事内容によって変わりやすい腸内細菌だが，運動トレーニングによっても変化する[3]．アスリートと非アスリート（座位時間が多い人）を比べると，アスリートの腸内細菌の方が短鎖脂肪酸の量が多く，また，腸内細菌叢の多様性が高いことが報告されている．

　一方，ボストンマラソン前後に，便を採取して腸内細菌叢の変化を調べた研究がある．腸内細菌叢には個人差がみられたが，マラソンを走る前後1週間で比較するとマラソン後に腸内細菌であるベイロネラ属の増加がみられた．マウスに対してベイロネラを消化管に移植すると，移植されたマウスの走能力が約15％アップした．ベイロネラは乳酸を主要な食物源として利用するため，運動後に増加したのかもしれない．また，ベイロネラは乳酸からプロピオン酸を生成する．マウス肛門からのプロピオン酸注入実験では運動能力の向上がみられたことから，腸内細菌叢は短鎖脂肪酸の生成を介して運

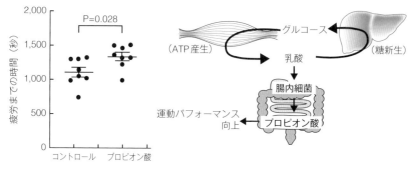

図2　運動パフォーマンスと腸内細菌の関係
(Scheiman et al., 2019[4] より改変)

マウス大腸に腸内細菌が産生するプロピオン酸を注入すると，トレッドミル走での疲労に至る時間が長くなる（左図）．運動時に産生された乳酸が，腸内細菌に食物として摂取されプロピオン酸を分泌していると考えられる（右図）．

動パフォーマンスに影響を与えていることが示唆される（図2）[4]．残念ながら，プロピオン酸の経口摂取では，大腸に到達するまでに消化されてしまうため，サプリメントとしての効果はなさそうだ．

腸内細菌と運動パフォーマンスの関係

　腸内細菌叢に直接影響を与える食物として，乳酸菌を含む食品があげられる．例えば，日本人学生アスリートを対象とした研究で，微生物であるラクトバチルス・ガゼリ LG2809 株を摂取すると，厳しい持久的運動トレーニングによる身心の慢性疲労（唾液中のクロモグラニン A のレベルや，血中のNK 細胞数や酸化ストレスおよびサイトカイン濃度，ならびに主観的な不安感覚や疲労感覚で評価）が回復することが報告されている[5]．腸内フローラも変化していることから，腸脳相関により腸内細菌叢の変化による精神的な安定が得られた可能性が示唆される．

　近年，日本人長距離ランナーの腸内には *Bacteroides uniformis* が多く，持久運動パフォーマンスと関連があることが報告されている[6]．この腸内細菌を増やす効果がある α-シクロデキストリンを健康な成人男性が 8 週間摂取すると，持久運動パフォーマンスが向上し，運動後の疲労感も軽減できるようだ．これには腸内での酢酸やプロピオン酸などの短鎖脂肪酸の産生が重要

であることが示唆されている.

文　献

1) Bidu C, Escoula Q, Bellenger S, et al.: The Transplantation of ω 3 PUFA-Altered Gut Microbiota of fat-1 Mice to Wild-Type Littermates Prevents Obesity and Associated Metabolic Disorders. Diabetes, 67: 1512–1523, 2018.
2) Bruce-Keller AJ, Salbaum JM, Luo M, et al.: Obese-type gut microbiota induce neurobehavioral changes in the absence of obesity. Biol Psychiatry, 77: 607–615, 2015.
3) Mohr AE, Jäger R, Carpenter KC, et al.: The athletic gut microbiota. J Int Soc Sports Nutr, 17: 24, 2020.
4) Scheiman J, Luber JM, Chavkin TA, et al.: Meta-omics analysis of elite athletes identifies a performance-enhancing microbe that functions via lactate metabolism. Nat Med, 25: 1104–1109, 2019.
5) Sashihara T, Nagata M, Mori T, et al.: Effects of Lactobacillus gasseri OLL2809 and α -lactalbumin on university-student athletes: a randomized, double-blind, placebo-controlled clinical trial. Appl Physiol Nutr Metab, 38: 1228–1235, 2013.
6) Morita H, Kano C, Ishii C, et al.: *Bacteroides uniformis* and its preferred substrate, α -cyclodextrin, enhance endurance exercise performance in mice and human males. Sci Adv, 9: eadd2120, 2023.　doi: 10.1126/sciadv.add2120.

Q_{ue} 28 運動による疲労には種類と意味 があるのか？

運動すると骨格筋自体が原因で疲労する．ただし，疲労は骨格筋だけでなく，多臓器にわたる．エネルギーの枯渇や呼吸循環器系の限界などの末梢性疲労と，脳における心理的限界を規定する中枢性疲労がある．骨格筋から放出される血中乳酸は，疲労の原因ではない．

運動をし続けるとどうしても疲労感に襲われる．疲労の原因は様々であるが，疲労それぞれに意味があり，各種ホメオスタシスの範囲を超えたため，とも考えられる．では，疲労の原因はどこから来るのだろうか．

末梢性疲労の原因

当然ながら，体内における糖や脂肪などのエネルギー源の枯渇は，ATP合成の低下につながるため，骨格筋を収縮させることが困難になる．脳へのエネルギー供給は極力確保されるため，"動きたい"という意識は発動できる．しかし，"動きたい"と脳は思っていても，骨格筋でのATP供給がないと収縮できず，思ったように動くことはできない．

脂肪組織の中性脂肪はエネルギーに換算すると大量に貯蔵されている．60kgの体重で体脂肪率10％だとすると，6kgの脂肪が貯蔵されていることになり，脂肪1gあたり9kcalとすると，54,000kcalにもなる．こう考えると，そう簡単にはエネルギー源が枯渇することはないのでは？と思うかもしれない．しかし，ATP合成は，脂肪だけを利用して行われるわけではない．β酸化された脂肪酸はアセチルCoAとなってTCA回路に入る．この時，アセチルCoAはオキサロ酢酸と加水縮合してクエン酸としてTCA回路に入るが，オキサロ酢酸はTCA回路を循環する間に，足りなくなる場合がある．これを補充するためには，解糖系由来のピルビン酸が必要になる．もし，ピルビン酸を生成しないとTCA回路の基質であるオキサロ酢酸を補充できなくなり，アセチルCoAがTCA回路に入れず，詰まってしまう．すなわち，

脂肪酸を酸化するためには，少ないながらも糖をエネルギー源とした解糖系を活性化する必要がある.

中性脂肪が分解してできるグリセロールは糖新生の基質として利用できるが，グリセロールから作られる糖は数％と少なく，エネルギー源としては不十分である．脂肪酸は糖新生の原料

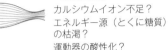

図1　中枢性疲労と末梢性疲労
疲労の発生個所を中枢と末梢に無理やり分けることもできるが，中枢と末梢はつながっているので，お互いに連絡を取り合いながら調整しているかもしれない.

にはならない．ただ，TCA回路に入れないアセチルCoAは，ケトン体の合成に使われる．ケトン体は骨格筋や心臓，脳などでエネルギー源として利用できるが，それもアセチルCoAに変換されてTCA回路に入らないといけない．また，血中ケトン体濃度が高くなると，血液が酸性に傾く"ケトアシドーシス"となり，吐き気や腹痛などの原因となる.

上述のとおり，糖が枯渇すると，解糖系も走らず，脂肪酸酸化もスムーズには動かなくなるため，ATP合成がうまくいかず，結果として疲労を感じることになる．体内の糖は，筋グリコーゲンと，肝グリコーゲンとして貯蔵されている．筋グリコーゲンは骨格筋でのみ利用可能だが，肝グリコーゲンや血中グルコースは，他臓器も利用可能である．しかし，脂肪組織の中性脂肪と比べて，そのエネルギー量は極めて少ない（図1）．また，エネルギーの枯渇だけでなく，呼吸循環器系の疲労も考えられる．心臓の1分当たりの収縮回数には限界があり，呼吸で摂取できる酸素量も限界があるからだ.

骨格筋自体の疲労

静的筋収縮後の筋疲労は，筋が弛緩せずに収縮したまま動かないことがある．筋運動は，骨格筋線維が収縮することで成立する．筋収縮させるには，筋細胞内の筋小胞体からカルシウムイオンを放出させ，その後は筋小胞体にカルシウムイオンを回収する必要がある．カルシウムイオンの回収にはATPが必要であり，ATP合成が低下していると，筋が収縮しっぱなしで弛

緩しないことになる．また，クレアチンリン酸から遊離される無機リン酸が，カルシウムイオンと弱いながらも結合することが知られており，カルシウムイオン不足の原因になる可能性も指摘されている[1]．

中枢性疲労とは？

限界には，生理的限界と心理的限界がある．生理的限界の70％程度のチカラの発揮で"全力を出した"という感覚になる心理的限界が存在する．生理学的には，もう少しチカラを発揮できるが，それ以上のチカラ発揮は身体を痛める可能性や，その"怖さ"を無意識的に感じているために生じる現象だと考えられている（図１）．

ラットを用いた研究により，全力運動後には脳の扁桃体中心核や視床下部結節乳頭核が興奮することで交感神経が活性化し，昇圧や頻脈反応が延髄孤束核を介して生じる[2]．これは運動強度の増加による"負情動"が生じたための応答と考えられており，これも心理的限界を説明する中枢性疲労の機序の一部であると思われる．また，持久的運動中には，脳内でTGF-βが分泌される．TGF-βの中和抗体をラット脳室内に投与すると，自発運動量が増加するため，TGF-βは中枢性疲労物質とする考えもある（図２）[3]．

乳酸は疲労物質ではない

数十年前の常識では，運動時に骨格筋から血中に放出される乳酸が，疲労物質の主役として語られていた．しかし，運動中の血中乳酸濃度は，骨格筋の乳酸産生と放出および他臓器の乳酸取り込みの結果を示しているだけであり，疲労度合いを直接示すものではない．ましてや，疲労させる物質でもなく，血中に乳酸を投与しても疲労は感じられない．たしかに，酸素不足の場合は解糖系が活発になり，乳酸が生成されるために骨格筋からの放出は多くなる．しかしそれは代謝産物であって，疲労を誘発する物質ではない．また，乳酸は心臓などの他臓器で取り込まれてエネルギーとして利用される．もちろん，骨格筋に蓄積されっぱなしの乳酸は，骨格筋を酸性化してpHが低下するために酵素がうまく働かず疲労を感じるという説明もできるが，糖が枯渇した場合は解糖系が走らないため乳酸も生成されずに疲労を感じることを考慮すると，乳酸だけを疲労の原因とすることは単純すぎるであろう．

運動時の血中乳酸濃度は，持久性能力の指標として使われ，「耐乳酸能力」

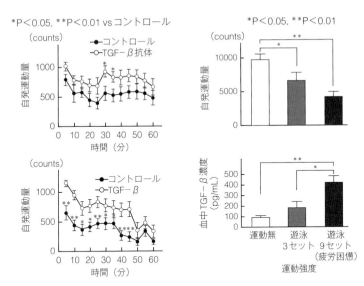

図2　TGF−βと中枢性疲労（Inoue et al., 1999[3] より改変）
ラット脳室内に TGF−βを中和する抗体を投与すると自発運動量が増加し，TGF−βを投与すると自発運動量が低下する（左図）．ラットに運動させると疲労度に伴って TGF−β濃度が上昇するとともに，その後の自発運動量が低下する（右図）．

や「乳酸性作業閾値」などの言葉もあるが，血中の乳酸はあくまでも指標として使われるだけで，疲労の原因ではない．また，最近では指標として適当かどうかについても議論されつつある[4]．ホメオスタシスから考えると，必要だから乳酸が作られているのであって，身体にとって不要なものであることは考えにくいといえる．

文　献
1）Dutka TL, Cole L, Lamb GD: Calcium phosphate precipitation in the sarcoplasmic reticulum reduces action potential-mediated Ca2+ release in mammalian skeletal muscle. Am J Physiol Cell Physiol, 289: C1502−C1512, 2005.
2）Yamanaka K, Takagishi M, Kim J, et al.: Bidirectional cardiovascular responses evoked by microstimulation of the amygdala in rats. J Physiol Sci, 68: 233−242, 2018.
3）Inoue K, Yamazaki H, Manabe Y, et al.: Transforming growth factor-beta activated during exercise in brain depresses spontaneous motor activity of animals. Relevance To central fatigue. Brain Res, 846: 145−153, 1999.
4）Jones AM, Burnley M, Black MI, et al.: The maximal metabolic steady state: redefining the 'gold standard'. Physiol Rep, 7: e14098, 2019.

Que 29

運動はホメオスタシスの中枢である視床下部に影響を与えるか？

 Ans

> **運**動中は視床下部へ様々な神経入力や液性入力が入る．エネルギー代謝を調節するためでもあり，体温調節をするためでもあり，覚醒作用を増強するためでもある．トレーニングによっても視床下部に影響が及ぶことが報告されている．また，視床下部の分子が一部欠損しただけでトレーニング効果が出ないこともある．

視床下部は自律神経系と内分泌系の司令塔であり，ホメオスタシスを維持するためには，この2系統による連携機能が必須である．では，運動により，視床下部へはどのような影響が生じるのか．

運動中の視床下部

運動中は，運動器に指令を与える運動野や，運動機能を調整する大脳基底核や小脳など，様々な神経細胞が活性化している．それに対して視床下部は，低・中強度の運動であれば，あまり大きな活動はみられない．高強度運動になるとストレスホルモンが分泌されることもあり，視床下部室傍核を筆頭に，神経細胞の活性化がみられる[1]．前述した，視床下部の結節乳頭核なども運動により交感神経の活性を介した血圧・脈拍調節のために活性化する．

ラットを用いた研究において，トレッドミル走運動中に視床下部腹内側核へノルアドレナリンが分泌されることが報告されている．薬理学的試験により，運動中の視床下部腹内側核へのノルアドレナリン刺激は，脂肪の代謝を促進することが判明している[2]．このようなノルアドレナリン分泌は，TGF-βの脳内投与により増加する．Que28で論述したように，TGF-βは長時間の運動により脳内に分泌されてくるため，中枢性疲労の原因の1つかもしれない．

運動中の体温は，筋収縮による熱産生に伴って上昇する．このような体温上昇に対して体温のホメオスタシスを維持するため，体温調節中枢である視床下部は何らかの対処をする必要がある．30℃の環境でラットに運動させ

118

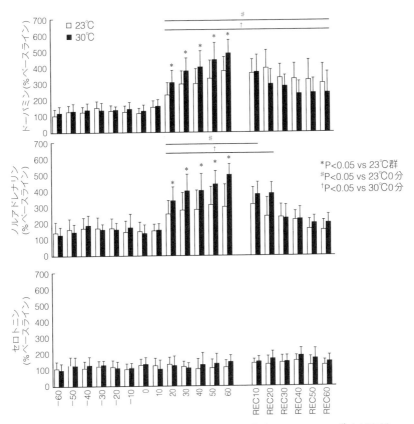

図1　運動中の視床下部におけるモノアミンの分泌（Zheng et al., 2018[3]）より改変）
23℃の環境より 30℃での環境で運動すると体温が上昇するが，その時の視索前野におけるモノアミン量の変化．REC：運動後の回復期．

ると，23℃の環境で運動させた場合よりも体温の上昇が大きくなるが，それに伴って視床下部の視索前野におけるドーパミンおよびノルアドレナリンの分泌も高くなる．一方で，セロトニン分泌は，環境温度でも運動前後でも変化はみられない（図1）[3]．

運動後の視床下部

　運動には覚醒作用がある．運動中に寝はじめる人はまずいない．運動すると，視床下部のオレキシンニューロンが活性化する．オレキシンニューロンは，覚

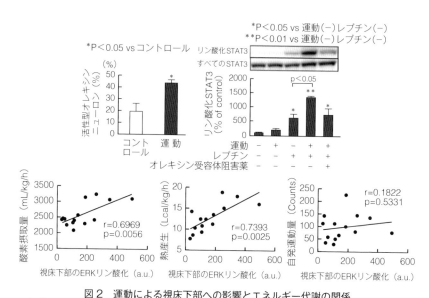

図2 運動による視床下部への影響とエネルギー代謝の関係

一過性のトレッドミル走によりマウスのオレキシンニューロンが活性化する．トレッドミル走後はレプチン感受性が高まるが，それはオレキシンを介している（上図：Shiuchi et al., 2019[4]）より改変）．一過性の運動後に見られる視床下部のERKリン酸化は，酸素摂取量や熱産生と相関がある（下図：Gaspar et al., 2019[5]）より改変）．

醒を維持させるために必要なニューロンであり，また，筋緊張を維持させるためにも必要なニューロンである．オレキシンニューロンやその受容体に異常があると，起きてられない場合や筋緊張を維持できずに脱力して倒れる場合がある．運動中におけるオレキシンニューロンの活性化は，運動後の視床下部におけるレプチン感受性を高める作用を有している[4]．レプチンは，脂肪細胞から分泌するホルモンであり，視床下部に作用して本能的な摂食行動を抑制したり，交感神経を介してエネルギー代謝を活発にしたりするので，痩せたい人にとっては欲しい機能である．つまり，運動後にレプチン感受性が高まることは，運動していないにもかかわらず，エネルギーバランスを一過性に負の方へ傾けることになる．ただし，運動中のレプチン分泌は抑制されている．

　また，高脂肪食摂取とともに運動トレーニングを行うと，一過性の運動後に視床下部においてレプチンによる ERK のリン酸化が生じやすくなる．このリン酸化の個体差は，褐色脂肪組織における脱共役タンパク質の発現

増加や運動後の体温上昇および酸素摂取量の個体差と相関がある（図２）[5]. すなわち，運動後の視床下部におけるレプチン感受性亢進は，褐色脂肪組織を介して，運動後のエネルギー消費増大に貢献することが考えられる.

トレーニングと視床下部

視床下部腹内側核（VMH）は，レプチンが作用して骨格筋などの末梢組織における糖・脂肪酸代謝を亢進する中継地として重要である. このVMHに発現するSF-1という遺伝子を欠損させると，運動トレーニングをしても体脂肪の減少やエネルギー代謝の向上などのトレーニング効果がみられなくなることが報告されている[6].

視床下部は高脂肪食摂取により慢性炎症が生じる. 視床下部の慢性炎症は摂食行動の促進や中枢性エネルギー代謝の低下につながる. 運動は，高脂肪食摂取によるミクログリアの増加を抑制することで慢性炎症の低下を促し，細胞増殖を引き起こす. 視床下部の第3脳室周囲層には神経幹細胞が存在し，細胞増殖後に神経へ分化する可能性が指摘されている. 運動が海馬ニューロンにおける神経新生に寄与することは知られているが，運動は視床下部においても神経新生への刺激になるのかもしれない.

文　献

1）Soya H, Mukai A, Deocaris CC, et al.: Threshold-like pattern of neuronal activation in the hypothalamus during treadmill running: establishment of a minimum running stress (MRS) rat model. Neurosci Res, 58: 341-348, 2007.

2）Miyaki T, Fujikawa T, Kitaoka R, et al.: Noradrenergic projections to the ventromedial hypothalamus regulate fat metabolism during endurance exercise. Neuroscience, 190: 239-250, 2011.

3）Zheng X, Takatsu S, Ishikawa R, et al.: Moderate intensity, exercise-induced catecholamine release in the preoptic area and anterior hypothalamus in rats is enhanced in a warm environment. J Therm Biol, 71: 123-127, 2018.

4）Shiuchi T, Miyatake Y, Otsuka A, et al.: Role of orexin in exercise-induced leptin sensitivity in the mediobasal hypothalamus of mice. Biochem Biophys Res Commun, 514: 166-172, 2019.

5）Gaspar RC, Muñoz VR, Kuga GK, et al.: Acute physical exercise increases leptin-induced hypothalamic extracellular signal-regulated kinase1/2 phosphorylation and thermogenesis of obese mice. J Cell Biochem, 120: 697-704, 2019.

6）Fujikawa T, Castorena CM, Pearson M, et al.: SF-1 expression in the hypothalamus is required for beneficial metabolic effects of exercise. Elife, 5 :e18206, 2016.

Que 30 運動は良薬か？麻薬か？劇薬か？

運動習慣は健康維持に効果的であり，Exercise is Medicine という言葉もある．運動に慣れてきた人の脳内では，痛みが軽減されて高揚感がある内因性のカンナビノイドなどが分泌される．ただし，適した運動トレーニングでなければ，運動が健康を害する劇薬になることもあり得る．

　「1に運動，2に食事，しっかり禁煙，最後にクスリ」．以前に厚生労働省が「健康日本21」で掲げたメインテーマである．令和4年度でも「健康増進普及月間」の統一標語として用いられている．運動が一番にきていることからも，運動への効果が期待されていることがうかがえる．また，薬が最後に来ていることからも，薬の効果が身体にとって必ずしもよい作用だけではないことが連想できる．運動トレーニングにより，心身のホメオスタシスが強化されることは理解できる．しかし運動は，薬と比べてどれほど有効なのであろうか．

Exercise is Medicine

　アメリカスポーツ医学会は「Exercise is Medicine®」という，スポーツや運動療法の普及プロジェクトを推進している[1]．タイトル通り，「運動は薬として作用しますよ」，という意味である．運動がいかに健康によい影響があるのかを啓蒙し，それを推進する専門家（コーチやトレーナーだけでなく，医療関係者や運動指導関係者など）を支援するプロジェクトである．それほど，運動が健康によいことを示しているが，普及しなければならないほど行動には移せていない．

　普及させるのは，"運動は健康によいですよ"ということだけではない．運動の方法や強度，時間や運動量，トレーニングスケジュールなどの運動処方全般の普及であろう．運動が身体によいことは大半の人が感じている．しかし，どんな運動をどれだけすればよいのか，あるいはどれぐらいの期間継

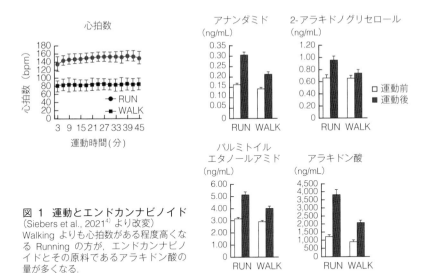

図 1 運動とエンドカンナビノイド
(Siebers et al., 2021[4]) より改変)
Walking よりも心拍数がある程度高くなる Running の方が，エンドカンナビノイドとその原料であるアラキドン酸の量が多くなる.

続すれば効果が出るのか，科学的な知見を織り交ぜながら提示できる人が少ない．現在のスポーツ現場や運動療法は，根性論や勘（カン）と経験による指導ではなく，科学的知見に基づいた指導法や処方作成が求められる．

ランナーズハイ

運動習慣がある人では，ある程度の運動を持続すると，運動による苦しみを感じなくなり，むしろ多幸感や高揚感のような，ポジティブ感情を経験することがある．ランニングする人に多かったため，ランナーズハイと呼ばれる．ランナーズハイに関する研究は古くから行われており，オピオイド系の分泌が脳内で生じている可能性が指摘されていた[2)]．オピオイド系の分泌物には，エンドルフィンやエンケファリン，ダイノルフィンなどが有名で，ヘロインなどの麻薬が結合するオピオイド受容体に結合するため，内因性の脳内麻薬と呼ばれることもある．鎮痛薬として，モルヒネやフェンタニルなどがあり，これもオピオイド受容体に親和性が高い．また，最近ではオピオイド系ではなく，アナンダミドなどの内在性カンナビノイドあるいはドーパミンが，ランナーズハイに寄与する可能性が指摘されている（図 1）[3,4)]．

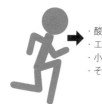

ストレス	適応応答	機能的帰結
・酸化ストレス ・エネルギーストレス ・小胞体ストレス ・その他のストレス	・抗酸化ストレス活性 　の増加 ・ミトコンドリア生合 　成の増加 ・タンパク質のフォー 　ルディング能の亢進 ・骨格筋線維における 　筋タンパクの合成	・抗酸化能の増強 ・酸化ストレスの低下 ・活性酸素種の排泄増加 ・エネルギー酸化能の増強 ・タンパク質の安定化 ・骨格筋量の増量と筋張 　力の増強

図2　運動ストレスと適応反応（Musci et al., 2019[5] より改変）

運動はストレス？

　運動は健康によいといわれているが，それは個人に合う運動強度で適切な時間の運動トレーニングであることが前提である．一般の人がアスリートと同じ練習をすると，明らかに高強度運動になり，運動といえどもそれはストレスになり得る．運動をすると，多少なりとも酸素を過剰に利用するため，酸化ストレスが生じる．組織のミトコンドリアは，このようなストレスに耐えられるよう遺伝子発現などを介してエネルギー代謝調節系を発達させることで，ミトコンドリア自体が適応していく．加えて，適度な酸化ストレスは，骨格筋を強くすることが明らかになっており，むしろ骨格筋のホメオスタシスを強くするが[5]，過剰な酸化ストレスは，細胞に傷害を与えることになり，運動トレーニングの効果は出てこない（図2）．このような，酸化‐抗酸化によるミトコンドリアの強化を，ミトホルミシス効果という．また，トレーニング後の休息期間を見誤ると，ホメオスタシスが強化されないうちに次の運動ストレスを与えることになり，オーバートレーニングとして心身ともに疲労から抜け出せなくなる．

　運動は健康によいといわれるのは，個人に見合う適度な質と量の運動トレーニングである．身体によいからといって食べ過ぎがよくないのと同じで，過剰な運動トレーニングは，百害あって一利ない場合もある．個人の筋力や呼吸循環能力，回復能力などを考慮して，運動トレーニングを行わなければ，劇薬にもなり得る．薬も，多すぎると毒になるのと同じだ．

☕ Coffee Break

┌運動とクスリ──────

　運動にはないが，薬の服用にあるもの．それは副作用である．適正な服用量
であったとしても，薬の摂取は少なからず副作用を伴う．また，アスリートの
ごくまれな一部の人が，薬の作用を悪用した運動パフォーマンスの向上を企て
ることがある．これをドーピングという．ドーピング指定薬物の摂取・投与は，
気分を高揚させるものや，気分を落ち着かせるもの，筋タンパク量を増量させ
るものや酸素運搬能力を高めるものなど，すべて意図的に，優位に立って運動
パフォーマンスを向上させることが目的の使用となり，アンフェアであること
は明らかである．また，このような安易な薬物摂取は副作用があることも多い
ため，禁止されている．

文　献

1）American College of Sports Medicine　https://www.exerciseismedicine.org/
2）Francis K: The role of endorphins in exercise: a review of current knowledge. J Orthop Sports Phys Ther, 4: 169–173, 1983.
3）Fuss J, Steinle J, Bindila L, et al.: A runner's high depends on cannabinoid receptors in mice. Proc Natl Acad Sci U S A, 112: 13105–13108, 2015.
4）Siebers M, Biedermann SV, Bindila L, et al.: Exercise-induced euphoria and anxiolysis do not depend on endogenous opioids in humans. Psychoneuroendocrinology, 126: 105173, 2021.
5）Musci RV, Hamilton KL, Linden MA.: Exercise-Induced Mitohormesis for the Maintenance of Skeletal Muscle and Healthspan Extension. Sports (Basel), 7: 170, 2019.

Que *31* 満腹と空腹はどうして感じるのか？

血糖値や脂肪細胞の大きさにより分泌されるレプチンが，それぞれ糖定常説や脂肪定常説として末梢からの本能的な満腹・空腹レベルを制御する．本来の空腹時には血糖値が下がるため，絶食後の食事には糖質を選んで食べるようになる．満腹でも快楽的な食事に対しては，満腹感があるにもかかわらず食欲もある．

エネルギーのホメオスタシスを保つために，身体はその情報を共有する必要がある．各臓器など局所のエネルギー情報だけでなく，身体全体のエネルギー情報も共有される．これらの情報が共有されたとき，閾値を超えると満腹や空腹の感覚を覚える．最終的には，摂食行動という本能行動を制御し，体内エネルギーの貯蔵と利用のバランスをとることで，満腹と空腹を解消する．

末梢レベルの満腹と空腹

体内エネルギーの大半は，末梢臓器に存在する．末梢臓器はどのようにエネルギー情報を伝えているのだろうか．肝臓は，グルコースをグリコーゲンとして貯蔵し，血糖値が低下したらグリコーゲンを分解してグルコースに変換し，血中に放出することで血糖値を維持する．肝臓のグリコーゲンが枯渇すると血糖値を維持できずに低血糖になる．その情報が脳の視床下部の外側核にあるグルコース感受性ニューロンを刺激して摂食行動を惹起するため，肝グリコーゲンの枯渇は間接的に空腹情報を脳に伝える．また，肝臓のエネルギー代謝状態は，迷走神経求心路を介して，直接的に脳に情報を送っている可能性も指摘されている．事実，迷走神経肝臓枝を切断した場合，肝臓での脂肪酸酸化が変化しても摂食行動が強く惹起されないことが報告されている[1]．

脂肪組織に貯蔵される中性脂肪も，末梢臓器におけるエネルギー情報の指標となる．脂肪細胞に貯蔵される中性脂肪量は，脂肪細胞膜の膨張度合いにより変化する．大きく膨張すると，アディポサイトカインであるレプチンが分泌さ

れる．レプチンは血中を介して視床下部に到達し，摂食行動を抑制するとともに，交感神経系を活性化することで末梢組織におけるエネルギー代謝を活性化する．その結果，中性脂肪貯蔵量が減少し，膨張した脂肪細胞が縮小する．

　以上は，糖定常説（Que2）や脂肪定常説（Que3）として，これまでに説明した部分と同じであり，満腹感や空腹感を末梢組織から生じさせている理由として理にかなっている．

空腹のヤマ場と中枢による別腹

　前の食事から次の食事までの間に，血糖値は徐々に低下する．前述したように，血糖値の低下はグルコース感受性ニューロンやグルコース受容ニューロンの働きにより，本能的な摂食行動が促される．すなわち空腹を感じるようになる．小腹を満たそうと思って単純糖質を摂取すると，血糖値が急上昇するため一時的に空腹を和らげることができる．しかし，血糖値の急上昇は，インスリン分泌の増強を引き起こす．多大に分泌されたインスリンは，血糖値を勢いよく低下させるため，血糖値は急低下し，余計に空腹感を感じることになる．

　しかし，時間がたつと空腹を感じなくなる．このとき，血糖値の低下を感受した副腎や膵臓からホルモン（糖質コルチコイドやアドレナリン，グルカゴンなど）が分泌され，肝臓のグリコーゲンを分解して血中にグルコースを放出することで血糖値を上昇させていると考えられる．

　逆に，血糖値が高くても，胃内に多くの食物が入って膨らんでいても，空腹を感じる場合がある．それは快楽的食欲とも言われ，おいしそうな匂いや見た目などに刺激されたときや，自分の嗜好に合う食事が提供された時などに活性化する．視床下部レベルの本能的な摂食行動はすでに抑制されているが，快感・報酬作用を有する側坐核では，好みの刺激が入る準備が整っている．

空腹時に食べるのは糖質

　空腹時は血糖値が低いときが多い．だから，空腹時はすぐに血糖値が高くなる糖質を摂取するのが合目的的な行動といえる．絶食後のマウスに高糖質食と高脂肪食を同時に提示してどちらを食べるか観察した実験がある．その結果，視床下部室傍核における AMP キナーゼの活性化を伴って，高糖質食を好んで食べることがわかった．恒常的に視床下部室傍核の AMP キナーゼ活性を低下させると，絶食後でも高脂肪食を選ぶ（図 1）．これは，体内の

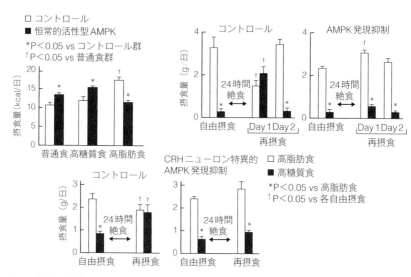

図 1　視床下部室傍核の AMPK が選択的摂食行動に関与する（Okamoto et al., 2018[2]）より改変）マウス視床下部室傍核における AMPK を恒常的に活性化させると，高糖質食の摂食量は増えるが高脂肪食の摂食量は低下する（左上図）．24 時間の絶食後は高糖質食を比較的多く食べるが，視床下部室傍核の AMPK 発現を抑制しておくと，絶食後でも高脂肪食を多く食べる（右上図）．視床下部室傍核にある CRH ニューロン特異的に AMPK 発現を抑制すると，絶食後の再摂食時にもかかわらず，高糖質食よりも高脂肪食を選んで食べるようになる（下図）．

栄養状態を視床下部室傍核が感受して，ホメオスタシスを維持するように食の嗜好性を調節している可能性を示唆する[2]．

🍵 Coffee Break

血糖値スパイク

　単純糖質の摂取などによる血糖値の急上昇は，血糖値スパイクと呼ばれる．血中グルコース濃度が高いと，活性酸素による酸化を伴って，タンパク質を糖化しやすくなる．糖化によってつくられる最終糖化産物は老化促進物質であり，皮膚細胞に沈着したり，血管壁に炎症を引き起こしたりする．代謝異常よりも血管壁に対する作用が多く報告されており，動脈硬化の原因にもなる[3, 4]（図2）．糖化タンパク質は細胞を老化させるため，糖化は身体の錆び付きとも表現される．血糖値スパイクは短時間で終了するため，随時血糖と異なり，その血糖値は測定されないことが多く，ほとんどが見逃される．

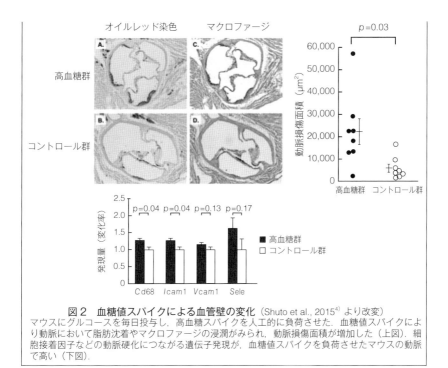

図2　血糖値スパイクによる血管壁の変化（Shuto et al., 2015[4)] より改変）
マウスにグルコースを毎日投与し，高血糖スパイクを人工的に負荷させた．血糖値スパイクにより動脈において脂肪沈着やマクロファージの浸潤がみられ，動脈損傷面積が増加した（上図）．細胞接着因子などの動脈硬化につながる遺伝子発現が，血糖値スパイクを負荷させたマウスの動脈で高い（下図）．

文　献

1) Langhans W, Scharrer E: Evidence for a vagally mediated satiety signal derived from hepatic fatty acid oxidation. J Auton Nerv Syst, 18: 13‒18, 1987.

2) Okamoto S, Sato T, Tateyama M, et al.: Activation of AMPK-Regulated CRH Neurons in the PVH is Sufficient and Necessary to Induce Dietary Preference for Carbohydrate over Fat. Cell Rep, 22: 706‒721, 2018.

3) Temelkova-Kurktschiev TS, Koehler C, Henkel E, et al.: Postchallenge plasma glucose and glycemic spikes are more strongly associated with atherosclerosis than fasting glucose or HbA_{1c} level. Diabetes Care, 23: 1830‒1834, 2000.

4) Shuto Y, Asai A, Nagao M, et al.: Repetitive Glucose Spikes Accelerate Atherosclerotic Lesion Formation in C57BL/6 Mice. PLoS One, 10: e0136840, 2015.

Que
32
エネルギー代謝を変える 感覚刺激とは？

味覚と嗅覚は食欲を刺激する重要な因子である．視覚はこれまでの体験や記憶により，食欲を惹起することもある．味覚刺激は食行動の最初であり，その後のエネルギー代謝の開始でもある．温度（体温）刺激は，体内での熱産生調節に直接かかわる因子であるため，エネルギー消費や摂食行動にも大きな影響を与える．

　エネルギー代謝のホメオスタシスは，生体内のエネルギー需要と供給のバランスによって変化する．そのエネルギー代謝は，食物摂取をスタートとし，エネルギーの貯蔵や変換を経て，二酸化炭素と水に分解するとともに不要物は排泄するという，物理化学的なエネルギーのやり取りである．では，このようなエネルギー代謝のホメオスタシスは，外部からの物理刺激である感覚によって変わるのであろうか．

感覚と食欲

　摂食行動に直接的に関与する感覚は，特殊感覚の味覚と嗅覚と視覚であろう．とりわけ嗅覚は，料理が見えなくても匂いがあるだけで「おいしそう」という感情が湧いてくる．この感情は，本能的な摂食行動を引き出すとともに，快楽的な摂食行動をも誘発させる[1]．唾液分泌が増加したり，満腹であっても摂食できたり，ホメオスタシス的には十分量以上の摂食量になることが多い．必然的にエネルギー摂取が多くなるため，ホメオスタシスのバランスが崩れ，貯蔵エネルギーが多くなる．長期的にはレプチンなどの作用により，体重や体脂肪量を元に戻そうとするが，快楽的な摂食行動が変わらなければ肥満になる（図1）．

　食欲が低下している場合は，この感覚を利用して，食欲を増加させることができる．ただ，神経性食思不振症など，精神的な食欲不振の場合，嗅覚などの感覚刺激が嫌悪感を抱かせることになり，逆効果になることもある．

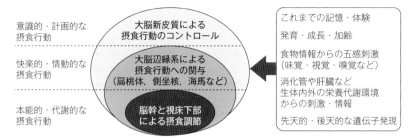

図1 摂食行動を調節する脳の三層構造とその構築や作用に影響を与える要因

記憶と食欲

　料理を目にしたとき，それが美味しそうかどうか判断するには，それまでの経験が必要になる．もし，その料理を知らない子どもがみたら，それが食べられるものかどうかもわからないかもしれない．しかし，一度でも食べたことがある料理をみると，それが食べられるものであることを理解し，空腹であれば食欲を感じる．さらにそれが美味しいものであることがわかると，満腹であろうとなかろうと，食欲は急騰する．これはエネルギーのホメオスタシスを無視した，非本能的な摂食行動になる．

味覚や嗅覚による受け入れ準備と腹の虫

　味覚や嗅覚や視覚といった特殊感覚は，食欲に影響を与えるだけでなく，生体内においてエネルギー源を受け入れる体制を整える刺激としても機能する．胃液の分泌には，3相に分かれる．胃内に食物が入ってくることで胃液の分泌が促進される「胃相」と，胃で分解された粥状食物が十二指腸へ移動したときに胃液の分泌を抑制する「腸相」に加え，胃内に食物が入る前に，視覚や味覚などの感覚刺激により胃液の分泌と胃の蠕動運動の準備を整えさせる「頭相」あるいは「脳相」と呼ばれる初期段階がある．「頭相」があるおかげで，消化・吸収がスムーズに行われる．ちなみに，消化管の蠕動運動の準備は，消化管内の空気の移動を伴うため，おなかが鳴ることがある．

温度刺激による代謝変動

　エネルギー代謝は，細胞の生存に必要なATP合成だけでなく，熱産生のためでもある．体温を一定に保つことができるのは，一定量の熱産生がエネ

ルギー代謝により賄われているからだ．逆にいえば，体温が低下すると，熱産生をするためにエネルギー代謝が活発になる．外気温が低下した場合も同様に，体温が低下することを防ぐため，熱産生のためのエネルギー代謝が亢進する．外気温低下が長期にわたる場合は，皮下脂肪の増量が認められる．これは，体温を外に逃がさないようにするとともに，外からの冷気を体内に伝えないための身体的適応である．すなわち，熱産生のためにエネルギー代謝を活発にしながらも，皮下脂肪は蓄えるという，部位別に異なる代謝が行われる．

　体温のセットポイントが変化して発熱した場合や，暑熱環境下で体温が受動的に上昇した場合，エネルギー代謝が活発になると熱産生も生じて，さらなる体温上昇につながるため，生体内のエネルギー代謝は低下する．エネルギー消費が低下するため，本能的な食行動も低下する[2,3]．

　体温とエネルギー代謝は直接的につながっているので，生体内外からの温度刺激はエネルギー代謝のホメオスタシスに大きく関与する感覚である（Thermostat theory）．

☕ Coffee Break
─味覚刺激とエネルギー代謝─

　味覚刺激などによる「頭相」は感覚刺激であるため神経性であり，その情報は脳へ伝達される．脳に情報が到達した後は，胃液などの分泌制御に関与するだけでなく，生体内での糖・脂肪酸代謝にも影響することが知られている．美味な食物を摂取できるという予期反応とその後の味覚刺激（この研究では人工甘味料）によって，視床下部におけるオレキシン産生ニューロンが活性化する．するとオレキシンが分泌され，骨格筋と心臓に投射する交感神経の活性化を伴って，グルコースの取り込みが増加するのだ[4]（図2）．これから食物が吸収されることを見越した，生体内エネルギー源の整理なのか，骨格筋と心臓がメインであることから運動にかかわる臓器へのエネルギー源の囲い込みなのか，生理的な理由は定かではないが，味覚刺激は生体内のエネルギー代謝をも動かすようだ．

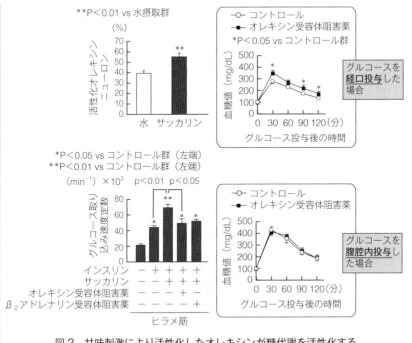

図2　甘味刺激により活性化したオレキシンが糖代謝を活性化する
(Shiuchi et al., 2009[4]) より改変)

人工甘味料であるサッカリン溶液を自発的に摂取するとオレキシンニューロンが活性化する（左上図）．サッカリン摂取はインスリンによる糖取り込みを増強させるが，オレキシン受容体阻害薬を視床下部腹内側核へ投与しておくと，サッカリン摂取によるインスリン感受性増強作用がなくなる（左下図）．オレキシン受容体阻害薬を視床下部腹内側核へ投与すると，グルコースを経口摂取させた耐糖能試験では悪化するが（右上図），グルコースを腹腔内投与させた耐糖能試験では，薬剤投与してもコントロール群と差がない（右下図）．これらのことは，甘味刺激により活性化したオレキシンニューロンが，骨格筋のインスリン感受性を活性化することを示唆する．

文　献

1) Berthoud HR, Münzberg H, Morrison CD: Blaming the Brain for Obesity: Integration of Hedonic and Homeostatic Mechanisms. Gastroenterology, 152: 1728-1738, 2017.
2) Brobeck JR: Food intake as a mechanism of temperature regulation. Yale J Biol Med, 20: 545-552, 1948.
3) Glick Z: Inverse relationship between brown fat thermogenesis and meal size: the thermostatic control of food intake revisited. Physiol Behav, 29: 1137-1140, 1982.
4) Shiuchi T, Haque MS, Okamoto S, et al.: Hypothalamic orexin stimulates feeding-associated glucose utilization in skeletal muscle via sympathetic nervous system. Cell Metab, 10: 466-480, 2009.

Que 33 消化管とエネルギー代謝恒常性の関係は？

Ans

消化管から分泌される消化管ホルモンは，血中を巡ったり，迷走神経求心路を刺激したりなど，他臓器へ情報伝達を行うことで食欲のコントロールやエネルギー消費を調節する．人工甘味料や一部の脂肪酸なども，消化管を介して脳へ情報を送り，エネルギー代謝を調節するなど，様々な腸脳相関が確立されている．

消化管は，食物から生体の内と外を隔てる最終関門である．摂取した食物を身体は，消化して吸収し，消化できないものや異物は吸収せずに排泄する．身体にとっての関所である消化管は，どのようにエネルギー代謝を整えているのだろうか．

消化管ホルモン

頭相があるのは胃液分泌制御だけではない．唾液の分泌制御にも存在する．梅干をみただけで涎（よだれ）が出るのは，唾液分泌制御の頭相に相当する．一方，小腸内に入った食物は，小腸壁に作用することで消化管ホルモンを分泌させる[1, 2]．これは胃液分泌の「腸相」でもあるが，膵臓から消化液を分泌させる刺激でもある．そして，それだけでなく，吸収後のホルモン分泌の「頭相」にも相当する．消化管ホルモンである Glucagon‐like peptide‐1（GLP‐1）や Gastric‐inhibitory peptide（GIP）は，血液内に分泌されると膵臓の β 細胞に働きかけ，インスリン分泌を助長させる．インスリンは，吸収したエネルギー源を組織に取り込むとともに，中性脂肪やグリコーゲン，タンパク質の合成に関与し，体内にエネルギー源を貯蔵する役割を担うホルモンである．このように，エネルギー源である食物の受け入れ準備は，消化管全体で整えるのだ．

腸脳相関

消化管壁への食物の接触は，感じることは少ないかもしれないが，消化管

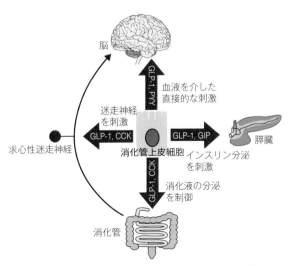

図1　消化管ホルモンによる代謝恒常性維持機構
(Spreckley et al., 2015[2] より改変)

　内はまだ生体外であることを考慮すると，生体にとって消化管壁への異物接触は，触覚としての感覚刺激であると考えることもできる（図1）．このような消化管からの情報は，消化管内や膵臓など，末梢組織内だけにとどまらない．求心性の神経を介して，脳へも情報が伝達される[2]．胃から分泌されるグレリンは，迷走神経に作用して脳へ摂食促進の刺激を伝える．小腸から分泌されるGLP-1は，グレリンと同様に迷走神経に作用して脳へ情報を伝えるが，こちらの作用は摂食抑制のシグナルになる．

　近年は，腸内細菌から放出される短鎖脂肪酸なども求心性神経を刺激することで，間接的に脳へ影響を及ぼすことが報告されており，エネルギー代謝系の調節のみならず，自閉症など精神系の調節にも関与する可能性が指摘されている．

人工甘味料とアルロース

　Que32 の Coffee Break でも記述したが，人工甘味料というエネルギーがない刺激でも，エネルギー代謝調節に影響を及ぼすことが知られている．ただ，味覚刺激としての人工甘味料だけでなく，人工甘味料と結合する甘味

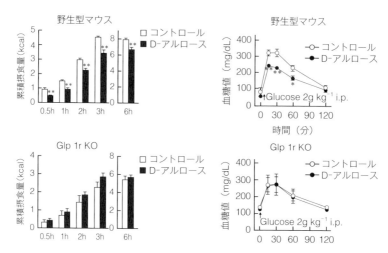

図2　D-アルロースによる摂食量と耐糖能の変化（Iwasak et al., 2018[3]）より改変）
野生型マウスに　D-アルロース（1g／kg）を経口投与すると，摂食量が低下する（左上図）．等量のアルロースをグルコース負荷 60 分前に経口投与すると，耐糖能が良くなる（右上図）．GLP-1 の受容体欠損マウス（Glp1rKO）に対して D-アルロースを経口投与しても，摂食量（左下図）や耐糖能（右下図）に変化はみられない．*P＜0.05 vs コントロール群．**P＜0.01 vs コントロール群．

受容体が舌などの口腔以外の生体内にも存在するため，様々な生理作用を有する可能性が指摘されている．サッカリンやアスパルテーム，アセスルファム K など，数多くの人工甘味料に関する研究がなされており，その受容体は消化管や膵臓，脳内などにも分布している．

　その中でも最近注目されているのが希少糖とも呼ばれる D-アルロースである．これまで D-アルロースによる肥満や糖尿病の改善効果が報告されていたが，そのメカニズムとして，D-アルロースの経口摂取が GLP-1 分泌を引き起こし，求心性の迷走神経を活性化することで脳に作用し，摂食行動と食後高血糖を抑制することが明らかになった[3]（図2）．これは，味覚刺激である甘味料が消化管の"感覚"を刺激して腸脳相関を利用した，典型的なエネルギー代謝亢進作用であるといえる．

中鎖脂肪酸とエタノールアミド

　食事に含まれる油（とりわけ食用肉に含まれる脂など）は，長鎖脂肪酸によって構成されている場合が多い．それに対してココナッツオイルなどは，

中鎖脂肪酸が半分を占めている．中鎖脂肪酸は長鎖脂肪酸と異なり肝門脈を経由して肝臓に入ってくる．また，中鎖脂肪酸は構成する炭素数が少ないため，長鎖脂肪酸よりも分解される時間が短くて済む．同じカロリーで同じ脂肪割合で食事を摂取したとしても，中鎖脂肪酸含有量が多いほうが体脂肪として貯蔵される割合は少なくなる．

　長鎖脂肪酸でもエタノールアミンと縮合したアミド化合物になると，腸脳相関を利用した様々な作用を有するようになる．オレイン酸のエタノールアミド（Oleoylethanolamide；OEA）はその1つであり，げっ歯類に投与すると摂食抑制作用がみられる[4]．脳への情報伝達の機序としては求心性神経を介した経路とそれ以外の経路が指摘されており，まだ解明されていない[5]．ちなみに，アラキドン酸のエタノールアミドはアナンダミドであり，カンナビノイド受容体に結合して鎮痛作用を有することが知られている．

文　献

1）Reimann F: Molecular mechanisms underlying nutrient detection by incretin-secreting cells. Int Dairy J, 20: 236‒242, 2010.
2）Spreckley E, Murphy KG: The L-Cell in Nutritional Sensing and the Regulation of Appetite. Front Nutr, 2: 23, 2015.
3）Iwasaki Y, Sendo M, Dezaki K, et al.: GLP-1 release and vagal afferent activation mediate the beneficial metabolic and chronotherapeutic effects of D-allulose. Nat Commun, 9: 113, 2018.
4）Schwartz GJ: Gut fat sensing in the negative feedback control of energy balance-recent advances. Physiol Behav, 104: 621‒623, 2011.
5）Azari EK, Ramachandran D, Weibel S, et al.: Vagal afferents are not necessary for the satiety effect of the gut lipid messenger oleoylethanolamide. Am J Physiol Regul Integr Comp Physiol, 307: R167‒R178, 2014.

Que 34 脳内栄養にもホメオスタシスがあるのか？

 Ans

　脳も細胞であり，栄養を補給してATP合成を行う．ただ，末梢組織と異なり，血液脳関門があるため，すべての栄養素を利用することはできない．ニューロンはグリア細胞と連携しながら乳酸やグルコース，ケトン体やアミノ酸などの栄養素を取り入れる．そのバランスが崩れると，睡眠や認知機能などに影響が出る．

　末梢組織におけるエネルギーバランスは，末梢臓器間のみならず，視床下部を介した自律神経系や内分泌系を利用した中枢性調節によって，ホメオスタシスが保たれている．では，脳内のエネルギーホメオスタシスはどのように保たれているのだろうか．

グルコースと乳酸とケトン体

　脳はグルコースが主要なエネルギー源である．脂肪酸は血液脳関門を通過できないため，骨格筋や肝臓などと異なり，脳では利用できない．それゆえ，血糖値の維持は，脳の生命維持にとって必須のホメオスタシスの1つである．神経細胞であるニューロンは，直接グルコースを取り込んで解糖系を走らせる経路も存在するが，グリア細胞であるアストログリア内で代謝された乳酸を譲り受ける経路でエネルギー源を取り入れることが多い．ニューロンは乳酸をピルビン酸に変換したのち，ミトコンドリアでATPを合成する．

　万が一，低血糖になりグルコース供給が減少した場合は，脳はケトン体を利用する．ケトン体は，遊離脂肪酸を原料として肝臓において合成されるエネルギー基質であり，心臓や骨格筋などでも取り込まれ，アセチルCoAに変換されてミトコンドリアでATP合成される．ケトン体は血液脳関門を通過できるため，脳でもケトン体を利用できる．近年では，脳のケトン体が睡眠を調節することも報告されている[1]．

　これまでは，脳ではエネルギー源を貯蔵できないとされてきた．しかし近

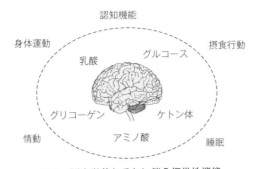

図1 脳内栄養とそれに伴う恒常性機能
脳内の細胞である神経やグリアは様々な栄養をエネルギー源として利用する.
その利用が滞ると不足分を体内に摂取しようとしたり,睡眠の質が変化したり,
認知機能や運動パフォーマンスに影響が出たりする.

年,肝臓や骨格筋と比べると微量ではあるが,脳でもグリコーゲンが貯蔵できることが明らかになってきた.脳内グリコーゲン量により,運動パフォーマンスや認知機能などに影響が出てくるようだ[2].今後の研究の進展が期待される(図1).

アミノ酸の需要と供給

脳にもタンパク質でつくられる分子があるため,アミノ酸の供給は必須である.とりわけ必須アミノ酸(メチオニン,スレオニン,トリプトファン,フェニルアラニン,リジン,ヒスチジン,バリン,ロイシン,イソロイシン,(小児ではアルギニンも))は体内で合成されないため,他の生命体から食物として摂取するしかない.必須アミノ酸であるリジンやメチオニンは植物性タンパクとしての含量が少ないため,ベジタリアンやビーガンの人などは欠乏しやすいアミノ酸である.また,ヒト脳内ではタンパク質合成速度が低く,その速度は脳内アミノ酸濃度に影響するため,アミノ酸の脳への供給は重要になる.アミノ酸が脳へ輸送されるためには,血液脳関門を通過する必要がある.ここには,L型アミノ酸トランスポーター(LAT1)と4F2抗原重鎖(4f2hc)がヘテロダイマーを形成して機能するアミノ酸トランスポーターが存在し,その発現量が脳へのアミノ酸輸送量に大きく影響する.アミノ酸量のセンサーは,piriform cortex に存在するといわれている[3].

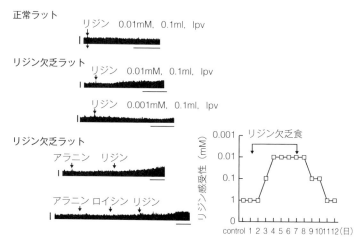

図2 アミノ酸による迷走神経求心路の活性変化 (Torii et al., 2001[5]) より改変)
ラットの肝門脈へリジンを投与し，迷走神経求心路の電気的活動を記録している．リジン不足に
おいては，迷走神経求心路のリジンに対する感受性が亢進する（左上図）．他のアミノ酸であるア
ラニンやロイシンには反応しない（左下図，投与濃度はすべて 0.01mM）．このようなリジンへの
感受性亢進は，リジン欠食後 2-3 日でみられ，リジン再摂食により元に戻る（右図）．

　アミノ酸は，細胞内分子の原料にもなるが，脳にとっては神経伝達物質の
原料にもなる．ノルアドレナリンはチロシンから合成されるし，セロトニン
はトリプトファンから合成される．抑制性の神経伝達物質である γ－アミノ
酪酸（ γ－aminobutyric acid：GABA）は，グルタミン酸を脱炭酸して合成さ
れる．興奮性の神経伝達物質であるグルタミン酸に至っては，アミノ酸その
ものが神経伝達物質である．ただし，グルタミン酸は血液脳関門を通過でき
ないので（LAT1 と 4f2hc は大型のアミノ酸であるグルタミン酸を輸送でき
ない），脳内で新たに合成する必要がある．

　リジン欠乏食（正常の約 25％量のリジンは配合）を摂取すると，血中およ
び脳内リジン濃度は半分以下に低下するが，非摂食時間帯に回復し，摂食開
始時間帯には元に戻る．体タンパクの分解などにより補充されていると考え
られるが，これは脳がリジン濃度を感受して，体内の必須アミノ酸恒常性を
維持するための機構だと考えられる．また，リジン欠乏食摂取ラットは，脳
内の延髄孤束核における味覚応答ニューロンの感受性が高まり[4]，消化管を

支配する迷走神経求心路のリジン応答性が約 100 倍敏感になる[5]．さらに，脳内報酬系の 1 つである側坐核の反応が大きくなっており，苦みが強いリジン摂取を緩和するための応答であることが考えられる（図 2）．このように，低下した必須アミノ酸の感受と補充により，アミノ酸のホメオスタシスが維持される．

文　献

1) Chikahisa S, Shimizu N, Shiuchi T, et al.: Ketone body metabolism and sleep homeostasis in mice. Neuropharmacology, 79: 399-404, 2014.
2) Soya M, Jesmin S, Shima T, et al.: Dysregulation of Glycogen Metabolism with Concomitant Spatial Memory Dysfunction in Type 2 Diabetes: Potential Beneficial Effects of Chronic Exercise. Adv Neurobiol, 23: 363-383, 2019.
3) Hao S, Sharp JW, Ross-Inta CM, et al.: Uncharged tRNA and sensing of amino acid deficiency in mammalian piriform cortex. Science, 307: 1776-1778, 2005.
4) Ninomiya Y, Kajiura H, Naito Y, et al.: Glossopharyngeal denervation alters responses to nutrients and toxic substances. Physiol Behav, 56: 1179-1184, 1994.
5) Torii K, Niijima A: Effect of lysine on afferent activity of the hepatic branch of the vagus nerve in normal and L-lysine-deficient rats. Physiol Behav, 72: 685-690, 2001.

Que 35 肝臓と脳の密接な関係とは？

肝臓はエネルギー源の貯蔵庫でもあり，他臓器へ輸送する中継地点でもある．その情報は神経性に伝えられ，他臓器とエネルギー代謝の調整を図ることで，個体としてのエネルギー代謝の恒常性を維持する．必要であれば他臓器からの情報も脳を経由して肝臓に送られ，肝臓でエネルギー代謝を調節する．

　迷走神経の約75~90%が求心性の神経であり，脳への情報伝達がメインであることを考えると，肝臓をはじめとする内臓は，サイトカインなどによる液性の情報伝達のみならず，神経性による個別の情報伝達方法を用いて脳と連絡を取り合っていると考えられる．では肝臓は，エネルギー代謝調節機構の司令塔である視床下部などの脳と，どのように連絡を取り合っているのであろうか．

肝臓の代謝を脳が感知

　消化管で吸収した栄養素は，長鎖脂肪酸などの一部を除いては，肝門脈を経由して直接肝臓に輸送される．肝臓はそれを貯蔵しつつ，血中で輸送しやすいように変換することで他臓器に分配するために放出する．また，他臓器から放出された不要物を肝臓で回収して解毒したり変換したりするなど，肝臓は栄養素の中継地点として機能する．これまでにも既述したように，肝臓や肝門脈には脳へ情報を伝達する迷走神経肝臓枝が接続されている．吸収されたグルコースが肝門脈を通過する間に，肝門脈に存在するセンサーが栄養素の吸収を感知し，迷走神経によって情報が脳に伝達されて摂食抑制に働くことは，急性のネガティブフィードバックとしてホメオスタシス維持のために機能的であるといえる[1]．

　肝臓において過剰なエネルギー源の蓄積が増加した場合は脂肪肝を呈するが，この情報は迷走神経求心路を介して脳に伝達され，交感神経を活性化さ

せることで脂肪組織における脂肪分解と熱産生を代償的に向上させることで，全身のエネルギー代謝恒常性を維持する機構が存在することが明らかになっている[2]．

　一方，高脂肪食を摂取しはじめてまだ体重増加やレプチン抵抗性などがみられない頃，肝臓ではすでにグルコキナーゼの発現増強がみられる．このグルコキナーゼの発現増強を皮切りに，迷走神経求心路と延髄孤束核を介して交感神経の活性が抑制され，褐色脂肪組織における熱産生の低下が生じる．これは，摂取エネルギーを効率よく蓄積するための適応であり，生存に有利に働いた過去の生物学的システムの名残であると考えられる[3]．ただ，先進国に代表されるような飽食の現代においては，肥満に導くメカニズムとして働いているとみられる．

　エネルギーが余剰な場合，肝臓ではグルコースがグリコーゲンとして蓄積される．絶食や飢餓状態においては肝グリコーゲンが枯渇すると，脂肪組織に蓄積されている中性脂肪が分解されて遊離脂肪酸やグリセロールになり，エネルギー源として血中へ放出される．このような現象は，迷走神経肝臓枝を切断することでみられなくなる[4]．すなわち，肝グリコーゲン量に応答した神経性のエネルギー代謝調節であり，脳を介して脂肪組織の脂肪分解を促していると考えられる．

　肝臓は摂食リズムにより時計遺伝子の発現位相が変わる．その情報が求心性神経を介して間接的に脳へ送られて，骨格筋のインスリン感受性を調節している可能性も示唆されている[5]．肝グリコーゲン量や脂肪量および遺伝子発現をどのように迷走神経肝臓枝が感知しているのかは不明だが，肝臓からの代謝情報は，逐一，脳へ送られていると考えられる（図1）．

脳からの指令で肝臓の代謝が変わる

　脳と肝臓の神経連絡は，求心性だけではなく，遠心性の連絡も有する．肝臓へは脳からの交感神経性と迷走神経性（副交感神経性）の指令も届く．

　インスリンは肝臓をはじめ，骨格筋や脂肪組織などの末梢組織に直接作用して様々な生理作用を働かせるが，末梢組織だけでなく，脳にも刺激を入れることで迷走神経を介して肝臓における糖新生系酵素の遺伝子発現を抑制することが報告されている[6]．これには，迷走神経がクッパー細胞に作用する

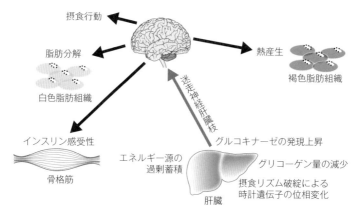

図1　肝臓からの代謝情報によるエネルギー代謝調節

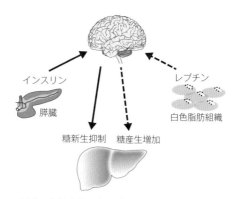

図2　中枢を介した肝臓のエネルギー代謝調節
膵臓から分泌されたインスリンは脳に作用することで肝臓での糖新生を抑制する．また，脂肪組織から分泌されたレプチンは脳に作用することで肝臓の糖産生を増加させる．線種の違いは，それぞれのつながりを示す．

ことでIL-6を分泌させ，IL-6が肝細胞に作用することで生じると考えられている．

　脂肪組織から分泌されるレプチンは，視床下部に作用して交感神経を活性化し，末梢組織におけるエネルギー代謝を活発にする．このとき，肝臓への代謝調節も行われており，糖産生が増加する（図2）[7]．

文　献

1）Burcelin R: The gut-brain axis: a major glucoregulatory player. Diabetes Metab, 36 Suppl 3: S54‒S58, 2010.
2）Uno K, Katagiri H, Yamada T, et al.: Neuronal pathway from the liver modulates energy expenditure and systemic insulin sensitivity. Science, 312: 1656‒1659, 2006.
3）Tsukita S, Yamada T, Uno K, et al.: Hepatic glucokinase modulates obesity predisposition by regulating BAT thermogenesis via neural signals. Cell Metab, 16: 825‒832, 2012.
4）Izumida Y, Yahagi N, Takeuchi Y, et al.: Glycogen shortage during fasting triggers liver-brain-adipose neurocircuitry to facilitate fat utilization. Nat Commun, 4: 2316, 2013.
5）Shiuchi T, Otsuka A, Shimizu N, et al.: Feeding Rhythm-Induced Hypothalamic Agouti-Related Protein Elevation via Glucocorticoids Leads to Insulin Resistance in Skeletal Muscle. Int J Mol Sci, 22: 10831, 2021.
6）Kimura K, Tanida M, Nagata N, et al.: Central Insulin Action Activates Kupffer Cells by Suppressing Hepatic Vagal Activation via the Nicotinic Alpha 7 Acetylcholine Receptor. Cell Rep, 14: 2362‒74, 2016.
7）Toda C, Shiuchi T, Kageyama H, et al.: Extracellular signal-regulated kinase in the ventromedial hypothalamus mediates leptin-induced glucose uptake in red-type skeletal muscle. Diabetes, 62: 2295‒2307, 2013.

Que 36 ストレスの表現型はいくつあるのか？

Ans

ストレスには多種多様な種類があるが、その表現型は典型的な3つの兆候がある。自律神経系、内分泌系、免疫系それぞれの破綻の結果があらわれてくる。急性ストレスの場合は抗ストレスホルモンなどが対処するが、慢性的にストレスが続くと、これらの抗ストレス作用が強く出過ぎて疲弊してしまう。

ストレスに暴露されると身体は変調をきたしていく。しばらくはホメオスタシス機構が働いて、表に出ないように（個体に感じさせないように）体内で処理するが、ストレス暴露が長期にわたって続くと、徐々に身体が変調する。その表現型は、どのような形で出てくるのだろうか。

3大ストレス徴候

ストレスという概念は、生理学者のハンス・セリエが提唱した（図1）。セリエはストレスにより生じる現象を「種々の傷害性因子によって引き起こされる非特異的症候群」として論じた[1]。

その現象の1つが、胃腸の障害である。下痢や便秘といった比較的日常的なものから、膨満感や腹痛、逆流性食道炎や胃潰瘍などの消化管における違和感が多く発現する。このような症状は、消化管を支配する自律神経系の活性バランスが原因である。消化管を支配する自律神経系は、アウエルバッハ神経叢などに分布しており、他の自律神経系と異なり、脳神経系からの指令がなくても自発的に制御されるという特徴がある。ストレスによる自律神経系の乱れが、消化管の機能を破綻させていると考えられる。消化管が様々な刺激に対して非常に敏感になる過敏性腸症候群は、いまだに原因がはっきりしていないが、一部には情動的ストレスがあげられている[2]。10人に1人以上の高い有病率が知られているが、近年、患者数が増加しており、現代ストレスの表現型としても注目される。

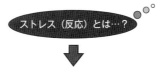

ストレス学説の確立　1936年　ハンス・セリエ (Hans Selye)

ストレス（反応）とは…？

「種々の傷害性因子によって引き起こされる非特異的症候群」

３大徴候
胃・十二指腸潰瘍の発生（神経系）
副腎の腫大（内分泌系）
胸腺・リンパ組織の萎縮（免疫系）

図1　ストレス学説とストレスの３大徴候

　もう１つは，副腎の腫大である．副腎からはストレスに対抗するためのホルモンが分泌される．副腎皮質ホルモンであるグルココルチコイドを筆頭に，副腎髄質ホルモンであるアドレナリンなど，副腎由来のホルモンがストレスにより分泌過剰になる．そのため，活発になった副腎は，腫大を生じることになる．一過性のストレスであれば，これらのホルモンにより身体が防御反応をみせるが，これが継続すると，副腎にも身体にも負担がかかる．グルココルチコイドの長期的な高値は，骨格筋を分解するとともに肝臓からの糖新生を亢進させるために筋萎縮や高血糖を生じる．アドレナリンの長期的な高値は，心臓を活発にさせることで血圧上昇につながるので，さらに心臓への負担が増す．

　３つ目として，胸腺の萎縮があげられる．胸腺はリンパ球の成熟に必要な組織であり，リンパ球の不足は免疫系の破綻を引き起こす．それゆえ，ストレス過多のときには，感染症にかかりやすくなると考えられる．質問票による調査でストレススコアが高い人は，最終分化したＴ細胞の割合は多いがナイーブＴ細胞が少ないという，加齢に伴った免疫老化の現象と似た免疫システムを示している[3]．

ストレス反応の功罪

　これら３大兆候は，自律神経系，内分泌系，免疫系の，ホメオスタシスを維持するための３系統が破綻した結果と一致する．すなわち，ストレスによ

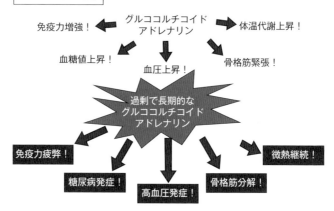

免疫力増強！　　　グルココルチコイド　　　体温代謝上昇！
　　　　　　　　　　アドレナリン

血糖値上昇！　　　　　　　　　　　　　　　骨格筋緊張！

　　　　　　　　　血圧上昇！

過剰で長期的な
グルココルチコイド
アドレナリン

免疫力疲弊！　　　　　　　　　　　　　　　微熱継続！

　　　糖尿病発症！　　　高血圧発症！　　　骨格筋分解！

図２　急性ストレスと慢性ストレスによる抗ストレスホルモンの作用

　る表現型の変化は，ホメオスタシスの破綻をあらわしている．これには３つの期間があり，警告期（ショック相ともいう），抵抗期（反ショック相ともいう），疲弊期に分かれている．

　約１～２日間の警告期では，ストレスに対して急性の処置を施そうとしている時期であり，ホメオスタシスを維持しようとする生体の正常な反応である．交感神経が活性化して副腎髄質ホルモンであるアドレナリンを放出させる．また，視床下部－下垂体－副腎皮質系を介するストレス応答が働き，副腎皮質からグルココルチコイド（コルチゾル）が分泌される．これらはすべて血糖値や血圧を上昇させ，目前に迫るストレス対象に対処するための“戦闘態勢”を整えるための反応である．また，外部からの異物侵入時にも同様の応答が生じ，数時間かけて発熱することで態勢を整える場合がある．

　ストレスが２日以上続くと抵抗期に入る．急性のストレス応答が慢性的になる（図２）．グルココルチコイドは，一過性には免疫力を増強させるが，長く続くと免疫力を低下させてしまう．また，骨格筋のタンパク質を分解して熱産生の原料としてしまう．血糖値や血圧上昇が続くと，血管障害やタンパク質の糖化などが生じはじめて，高血圧や糖尿病のリスクが高まる．微熱・

高熱が続くので，心身へのダメージも大きくなる．自律神経のバランスも乱れており，消化管を中心に様々な弊害が出はじめる．

　いつまでたってもストレス原因がなくならず，ホメオスタシスが元に戻らない場合，頑張っていた自律神経系や内分泌系が疲弊してしまう．すでに胸腺が萎縮しているため，免疫担当細胞も成熟しにくい体内環境になっており，易感染性が高まる．最悪の場合，ストレス死が待ち受ける．

　ストレス応答は，ホメオスタシス維持のための正常な生体反応ではあるものの，長時間にわたって継続すると，ストレス応答以外の現象が出てくる．一過性なら回復するのも速いが，慢性的になると元に戻るのにも時間がかかり，個体はそれが標準状態であると"カン違い"した適応をしてしまう可能性もある．しかしそれは，今後のストレスに対応する"良い適応"であり，ホメオスタシス強化に必須でもある[4]．

文　献

1）Selye H: A syndrome produced by diverse nocuous agents. Nature, 138: 32, 1936.
2）Schaper SJ, Stengel A: Emotional stress responsivity of patients with IBS‐a systematic review. J Psychosom Res, 153: 110694, 2022.
3）Klopack ET, Crimmins EM, Cole SW, et al.: Social stressors associated with age‐related T lymphocyte percentages in older US adults: Evidence from the US Health and Retirement Study. Proc Natl Acad Sci U S A, 119: e2202780119, 2022.
4）Spencer‐Segal JL, Akil H: Glucocorticoids and resilience. Horm Behav, 111: 131‐134, 2019.

Que 37 心理ストレスと炎症の関係とは？

 A_{ns}

心理的ストレスが長く続くと，自律神経系や内分泌系の乱れを生じ，身体各所に機能性ディスペプシアを含む炎症を引き起こす場合がある．とりわけ，対人ストレスである社会心理的ストレスになると，ミクログリアが活性化されて脳内炎症を引き起こし，ニューロンの萎縮やうつ様行動を生じる場合がある．

食事や運動といった身体に直接的な刺激を与えるのは，1つの物理化学的ストレスであり，個体はそれに応答してホメオスタシスを維持するように働く．一方で，心理的ストレスは物理化学的なストレスが入らないにもかかわらず，個体が自らホメオスタシスを乱していく．この時，身体にはどのような現象が起きているのだろうか．

蕁麻疹（じんましん）

皮膚の一部が赤くなり，ぷっくりと盛り上がり，かゆみやチクチクとした焼けるような感覚を伴うのが蕁麻疹の特徴である．血管の中から血漿がにじみ出たために，このような症状になる．皮膚血管の周囲にはマスト細胞と呼ばれる顆粒細胞が存在し，何らかの刺激によりヒスタミンを分泌する．ヒスタミンは血漿を血管外に漏れやすくし，感覚神経に作用すると痒みを感じさせる．これらの作用はストレスにより増強・悪化することが知られている．

蕁麻疹には，アレルギー性のものと非アレルギー性のものがある．心理的ストレスによるものは非アレルギー性であるが，メカニズムは解明されていない．しかし，本人がストレスと感じていない場合も多く，環境を変えることで蕁麻疹が出なくなることもある．心理的ストレスに対して内向的に適応してしまう人に多い．精神的・心理的ストレスは，自律神経のバランスを崩すことが知られている．また，グルココルチコイドなどの抗ストレスホルモンが慢性的に高値を示す．これらの生理的変化は，免疫系にも影響を及ぼす

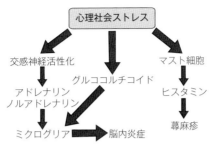

図1　精神的ストレスによる脳内炎症と蕁麻疹

可能性は高い．頭ではストレスに感じていなくても，身体はしっかりストレスに対して反応し，免疫系を用いて肉眼で確認できるアラームを起こしているのが蕁麻疹かもしれない．

ミクログリアの役割

　ミクログリアは脳神経系のグリア細胞の1つで，脳内における免疫担当細胞として知られている．実際，マクロファージと同様に，自然免疫系の貪食作用を有する．病態時では活性化し，ミクログリアに発現する受容体を変化させ，ダメージを受けた細胞へ移動して貪食したり，炎症性サイトカインを放出したりする．ミクログリアは精神的ストレス時にも活性化する．ストレス時に，交感神経の活性化により分泌されるアドレナリンやノルアドレナリンが，脳内のミクログリアに作用することで活性化する（図1）．また，HPA-axis を経由して分泌されるグルココルチコイドもミクログリアを活性化する．脳内にはノルアドレナリンを放出するニューロンが青斑核に存在するが，このニューロンもストレスにより活性化することが知られている．このように，ミクログリアは中枢からも末梢からも刺激が与えられて活性化できる（ホルモン濃度によっては抑制に働く可能性も指摘されている）．

　急性のストレスだけでなく，慢性のストレスでもミクログリアが活性化することが報告されているが[1,2]，最近ではうつ病にもミクログリアによる炎症が関与していることが報告されている．社会敗北性ストレスを与え続けた「うつ病動物モデルマウス」では，Toll-like receptor（TLR）2 や TLR4 を介して内側前頭前野のミクログリアを活性化している．また，そのミクログリ

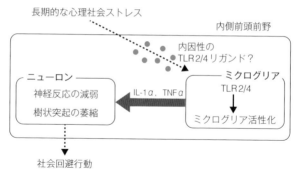

図2　慢性的な心理ストレスと脳内炎症による社会回避行動
（Nie et al., 2018[3]）より改変）

アからは炎症性サイトカインであるインターロイキン1αとTNF-αが放出されており，内側前頭前野のニューロンの萎縮や反応性の低下を引き起こすことで，うつ様行動を惹起することが明らかになっている[3]（**図2**）.

　心理的ストレスによる脳内の炎症は，感染性の症状とは異なり，排除すべき異物が存在しない．しかし，ストレスによりニューロンが興奮状態にあり，脳内ホメオスタシスを維持するためにミクログリアを誘引する何らかのシグナルを発信しているのかもしれない.

🍵 Coffee Break
機能性ディスペプシア

　胃もたれなどの違和感が続くが，検査をしても炎症などの異常が認められないケースとして，機能性ディスペプシアと診断されることがある．精神的な原因により胃の感覚が乱れ，食後もたれ感や膨満感，みぞおちの痛みや胸やけなどが散発する．げっぷが多くなるため逆流性食道炎を併発することが多い．自律神経のバランスや機能失調が考えられるが，根本的な原因が身体内ではないため，対症療法として薬剤処方されても，ストレス原因を取っ払わないと治りにくい．生命にかかわることは少ないが，QOL（生活の質）は大きく下がるため，ストレスが多い現代の病として問題になっている[4].

☕ Coffee Break

心理ストレス実験モデルとしての齧歯類

病態生理学的なメカニズムを解明するためには，ヒトでは倫理的な問題が生じるため，どうしても他の生物モデルを使用せざるを得ない．齧歯類は遺伝子改変や薬物スクリーニングでよく使用されるモデルであり，ストレス反応を行動学的に観察するときにも使用される．拘束ストレスや社会敗北性ストレスなど，様々なストレス刺激に加え，不安・うつ様行動を評価する様々なテストを用いて，多角的に評価することができる[5]．薬理学的にも分子レベルでも介入実験が可能なため，研究分野では非常に重宝される．しかし，齧歯類も生命あることに変わりない．私たちは動物実験から得られる貴重なデータを無駄にせず，可能であれば数を減らし（Reduction），代替できる方法を考え（Replacement），できる限り苦痛を与えずに（Refinement）実験を行うという，3Rの原則を踏まえて研究しなければならない．研究終了後の手厚い供養と心からの感謝は必須である．

文　献

1）Sugama S, Fujita M, Hashimoto M, et al.: Stress induced morphological microglial activation in the rodent brain: involvement of interleukin-18. Neuroscience, 146: 1388-1399, 2007.
2）Tynan RJ, Naicker S, Hinwood M, et al.: Chronic stress alters the density and morphology of microglia in a subset of stress-responsive brain regions. Brain Behav Immun, 24: 1058-1068, 2010.
3）Nie X, Kitaoka S, Tanaka K, et al.: The Innate Immune Receptors TLR2/4 Mediate Repeated Social Defeat Stress-Induced Social Avoidance through Prefrontal Microglial Activation. Neuron, 99: 464-479, 2018.
4）Powell N, Walker MM, Talley NJ: The mucosal immune system: master regulator of bidirectional gut-brain communications. Nat Rev Gastroenterol Hepatol, 14: 143-159, 2017.
5）Atrooz F, Alkadhi KA, Salim S: Understanding stress: Insights from rodent models. Curr Res Neurobiol, 2: 100013, 2021.

Que 38 運動は心身ストレスを軽減できるか？

運動は，一過性でも習慣でも，ストレス軽減効果がある．運動による脳内モノアミン分泌やエネルギー代謝の増加に，ストレス軽減効果があることが示唆されている．また，運動トレーニングによる骨格筋の増強も，精神的ストレスへの耐性に寄与する可能性も指摘されている．

運動は身体のストレスになるが，適度な運動ストレスは身体ホメオスタシスを強化できる．では，心理的ストレスに対して，運動はどのような効果があるのだろうか．

生活習慣病に対する運動の効果

食べ過ぎや運動不足は，肥満や糖尿病，高血圧を引き起こす典型的な生活習慣である．一昔前は成人になれば発症しやすいので成人病とまで言われたが，現在は生活習慣が元で引き起こされるため，生活習慣病と呼ばれる．海外でも感染による病気（Communicable Disease）と非感染による病気（Non-Communicable Disease）に分けられ，生活習慣病は非感染による病気に分類される．

運動不足が原因の1つなので，運動習慣は当然ながら生活習慣病の予防・治療の手段としてあげられる．身体に対しては食べ過ぎによるエネルギー源過多のストレスが入っている．消費すれば問題ないが，消費能力が高い骨格筋量が少なければ消費できないし，運動不足であれば基礎代謝への上乗せが期待できない．運動は，一過性でも習慣的でも，身体内のストレスを排出するためには良いストレスとして期待できる．ただし，運動強度や時間には注意が必要であり，個人にとって運動過多の場合，酸化ストレスが過剰に発生するため，逆効果になる場合がある．

心理的ストレスに対する運動の効果

近年では，心理的ストレスに対する運動の有効性についてメカニズムの解

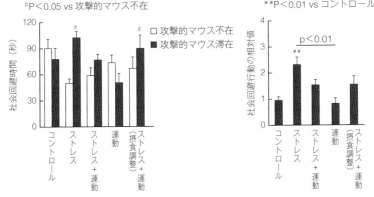

図 1　運動による社会回避行動の改善（Otsuka et al., 2015[1] より改変）
社会敗北性ストレスを受けると，マウスはその対象の攻撃的マウスを避けるようになる．
回転カゴによる自発的運動をすると，そのような社会回避行動が改善される（左右図）．し
かし，運動による摂食量の増加をコントロール群と同量に調整すると，運動による社会回
避行動の改善が抑制される（左図）．

明とともに報告されている．一過性の運動では，ドーパミンやセロトニンが
分泌されるため，精神を高揚させたり安定させたりするのに寄与していると
考えられる．また，カンナビノイド系（βエンドルフィンなど）が働くよう
になると，運動による快感や恍惚感を得られるようになることが知られてお
り，心理的ストレスによる気分の落ち込みを凌駕する．ただし，これらの効
果は一過性であり，継続して心理的ストレスに暴露されるのであれば，抗ス
トレス作用を期待する運動も継続的に行う必要があろう．

　社会敗北性ストレスを与えたマウスは，社会回避行動をとるようになる．
このマウスの飼育ケージに回転かごをセットして自由に回転かご運動をでき
る環境にすると，ストレスなしの状態と比べると運動量は少ないが，社会回
避行動は減少する．ただ，運動量の増加とともに摂食量も増加する．その摂
食量を回転かごなしのマウスと同じ量に制限すると，社会回避行動は改善し
なかった[1]．これは，運動量の増加とともに，摂食量の増加が心理的ストレ
スの改善には必要であり，生体内におけるエネルギー代謝の活性化が心理的
ストレスの対処に有効であることを示唆している（図1）．

　深い睡眠は，脳内の不要な物質を排泄するグリンパティック系が活発にな

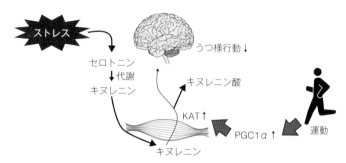

図2　骨格筋代謝によるストレス耐性（Agudelo et al., 2014[4]）より改変）
ストレス時に放出されるセロトニンの代謝産物としてキヌレニンが存在する．キヌレニンは脳にとって有害であり，蓄積するとうつ様行動を引き起こすが，キヌレニンアミノトランスフェラーゼ（KAT）によって無害なキヌレニン酸に代謝されて排泄される．運動トレーニングは骨格筋においてPGC1αを介してKATの発現を増強をするため，運動による骨格筋代謝がストレス緩和に有効になる．

る可能性が，最近の研究で指摘されている[2]．グリンパティック系とは，脳内のリンパ系のことであり，静脈血管などに回収されなかったアミロイドなどの不要な物質を回収・排泄させる系である．運動には，認知症の発症に関与するアミロイドの蓄積を減少させる効果がある[3]．運動することで適度な疲労を身体に与えることにより，深い睡眠を促して睡眠の質を高めることができれば，ストレスにより発生した脳内不要物質の排泄が高まるため，適度な運動習慣は間接的にもストレス解消に効果があるのかもしれない．

運動トレーニングはストレス耐性を鍛えられるか？

では，あらかじめ運動トレーニングを行っていれば，心理的ストレスに対する能力は鍛えられるのであろうか．継続的な運動トレーニングでは，身体的な適応だけでなく，精神的な高揚感や自信の高まりなど，心理学的な変化も数多く報告されている．また最近では，身心連関における運動の作用についても明らかになりつつある．

精神的ストレス負荷時には脳内でセロトニンが多く放出される．セロトニンはトリプトファンから合成されるが，その過程で脳や身体にとって有害なキヌレニンが代謝産物として産生される．運動トレーニングをすると骨格筋ではキヌレニンアミノトランスフェラーゼ（KAT）という酵素の発現が高ま

る[4]．KATはキヌレニンを分解する酵素である．運動により増加したKATが，脳内キヌレニンを除去することで，セロトニン作用が増強されれば，ストレス緩和に有効だと考えられる（図2）．運動による心身への影響は，別々の経路による並列的な作用だと考えられてきたが，運動による身心連関には，相乗的な作用があるのかもしれない．

文　献

1) Otsuka A, Shiuchi T, Chikahisa S, et al.: Voluntary exercise and increased food intake after mild chronic stress improve social avoidance behavior in mice. Physiol Behav, 151: 264-271, 2015.
2) Xie L, Kang H, Xu Q, et al.: Sleep drives metabolite clearance from the adult brain. Science, 342: 373-377, 2013.
3) da Costa Daniele TM, de Bruin PFC, de Matos RS, et al.: Exercise effects on brain and behavior in healthy mice, Alzheimer's disease and Parkinson's disease model-A systematic review and meta-analysis. Behav Brain Res, 383: 112488, 2020.
4) Agudelo LZ, Femenía T, Orhan F, et al.: Skeletal muscle PGC-1 α 1 modulates kynurenine metabolism and mediates resilience to stress-induced depression. Cell, 159: 33-45, 2014.

Que 39 食事でストレスは改善するのか？

ストレス対処に食行動を取り入れるには快楽的摂食が効果的だが，アロスタシス負荷になることに注意が必要である．機能性食品や腸内細菌を意識した食事は，長期的に腸脳相関を利用したストレス改善になる．また，摂取時間によってもその効果が異なるため，機能性食品でも時刻を考えながら摂取すると効果的である．

食事は摂りすぎると身体的ストレスが溜まり，肥満・糖尿病・高血圧といった生活習慣病に直結する．しかし，逆に考えると，摂取方法や何を摂取するかによって，食事によってストレスを改善できる可能性も考えられる．

アロスタシスとアロスタシス負荷

本能行動としてのエネルギー摂取は，エネルギー消費に見合った分を求める．それがホメオスタシスの維持であり，血糖値や体脂肪量などにエネルギーホメオスタシスの現状があらわれる．かといって，量を統一すれば何を食べても良いわけではない．タンパク質・脂肪・炭水化物のバランス（PFC バランス）を考えながら，摂取する必要がある．

ストレス過多や長期間にわたるストレスの場合，それを解消して心のホメオスタシスを維持するために，身体にとっては負担になる行動であっても，ストレス解消行動を優先する場合がある（**図 1**）．これは，アロスタシス理論（Allostasis theory）に伴う行動であり，一過性のストレス対処として対症療法的な快楽的本能行動の増強であることが多い．しかし，前述通り，身体にとっては負担になるため，長期的に続くと有害になる．これはアロスタシス負荷（Allostatic load）と呼ばれ，慢性的なストレス状態に多くみられる[1]．例えば，心理的ストレスを抱えているときは，甘いものや脂っこいものを嗜好する傾向がある．これらは，脳内ドーパミン作用を増強し，快感・報酬作用を刺激することでストレスを一時的にキャンセルさせようとする快楽的本

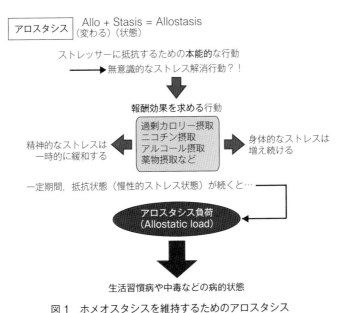

図1　ホメオスタシスを維持するためのアロスタシス

能行動である場合が多い．しかし，甘いものや脂っこいものは，糖質過多だったり脂質過多だったりするため，血糖値や血中中性脂肪の急上昇や脂肪肝などになりやすい危険性もある．脂肪の取り過ぎは，血中遊離脂肪酸濃度の上昇を招く．上昇した脂肪酸は，血液脳関門を通過して視床下部ニューロンの炎症を引き起こす．また，低タンパク食になると必須アミノ酸不足になったり，筋タンパク分解が促進してロコモティブシンドロームになったりする可能性がある．

　このように，快楽的な食事で一過性にストレス軽減させることは可能だが，継続すると身体には負担がかかり，別のストレスが引き起こされることになる．ストレス過多のときにこそ，PFCバランスを意識した適量の食事を摂取することを心掛けるべきかもしれない．

機能性食品と腸内細菌叢が喜ぶ食事

　近年では，事業者が食品の安全性と機能性に関する科学的根拠などの必要な事項を，販売前に消費者庁長官に届け出れば，それを含有している食品に

は「機能性食品」という表示が可能になった．特定保健用食品（トクホ）と異なり，国が審査したわけではない．

　その中でも抗ストレス作用をうたっている機能性食品がGABA（γ－aminobutyric acid：γ－アミノ酪酸）である．GABAは神経伝達物質の1つであり，ニューロンの活性を抑える作用がある．ヒトにおいて口から摂取したGABAが，脳にそのまま輸送されてニューロンを抑制する働きがあるかは不明だが，企業が発表しているヒト試験では，睡眠の質を高めるという結果が公表されている[2]．

　もう1つ，抗ストレス作用があるのが，腸内細菌叢に影響を及ぼす食事である．腸内細菌は善玉菌（有用菌）と悪玉菌（悪用菌），および日和見菌に分かれるが，生活習慣や食事内容によって日和見菌は善玉側につくか悪玉側につくか，大きく影響する．乳酸菌や発酵食品，水溶性の食物繊維や一部のポリフェノール類などが含まれる食事は，腸に存在する善玉菌の生存に有効な栄養素を提供できる．腸内細菌叢は，短鎖脂肪酸などを放出することで腸壁に樹状突起を伸ばしている求心性の迷走神経を刺激し，脳に対して情報を伝達する役目を有する．その後，脳内ではセロトニンを代表とする神経伝達物質が分泌されるなど，腸脳相関を利用した脳内ホメオスタシスの調整が行われる．ヒトを用いた研究では，医師国家試験を目前に控えた医学生を対象に乳酸菌の一種であるラクトバチルス・ガセリ菌を摂取させると，精神的ストレスが軽減したことが報告されている[3]（図2）．

　ストレス軽減には質の良い睡眠が効果的だが，睡眠の質を高める機能性食品についても研究が進んでいる[4]．

摂取時刻の影響

　食事の効果を最大限に発揮するには，摂取時刻にも着目しなければならない．生体では様々な細胞において，時計遺伝子が24時間の発現リズムを刻んでいる．その細胞が，外部から入ってきた栄養素に対してどのようにどれぐらい消化・吸収・代謝するかは，時計遺伝子の発現位相によって異なる．すなわち，機能性食品であったとしても，摂取する時刻によってその効果が変わる可能性がある．

　マウスの実験だが，魚油に含まれる脂質代謝改善効果を有するドコサヘキ

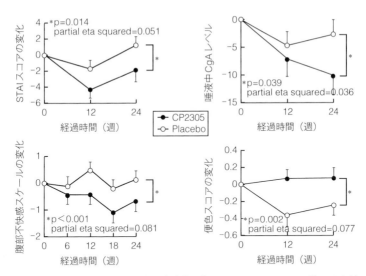

図2　精神的ストレスを緩和する乳酸菌の摂取（Nishida et al., 2019[3] より改変）
医師国家試験を目前に控えた医学生に対して乳酸菌を摂取させると，ストレスマーカーが低下する．STAI スコアは不安感のスコア．CP2305：乳酸菌飲料，Placebo：偽飲料．

サエン酸（DHA）やエイコサペンタエン酸（EPA）は，活動期の初期に摂取した方が血中 DHA および EPA 濃度が高くなり，中性脂肪も低くなるという結果が得られている[5]．

文　献

1）McEwen BS: Stress, adaptation, and disease. Allostasis and allostatic load. Ann N Y Acad Sci, 840: 33-44, 1998.
2）Hepsomali P, Groeger JA, Nishihira J, et al.: Effects of Oral Gamma-Aminobutyric Acid (GABA) Administration on Stress and Sleep in Humans: A Systematic Review. Front Neurosci, 14: 923, 2020.
3）Nishida K, Sawada D, Kuwano Y, et al.: Health Benefits of Lactobacillus gasseri CP2305 Tablets in Young Adults Exposed to Chronic Stress: A Randomized, Double-Blind, Placebo-Controlled Study. Nutrients, 11: 1859, 2019.
4）Zeng Y, Yang J, Du J, et al.: Strategies of Functional Foods Promote Sleep in Human Being. Curr Signal Transduct Ther, 9: 148-155, 2014.
5）Oishi K, Konishi T, Hashimoto C, et al.: Dietary fish oil differentially ameliorates high-fructose diet-induced hepatic steatosis and hyperlipidemia in mice depending on time of feeding. J Nutr Biochem, 52: 45-53, 2018.

Que *40* 胎児期のストレスは生後の ホメオスタシスに影響するのか？

胎児期には母体のストレスや子宮内環境が，生後の成長に大きく影響する．また，授乳期や成長期においても，成熟後のホメオスタシスに影響がある．これらはエピジェネティクスによる制御が関与する．場合によっては，胎児になる前の精子にも原因がある可能性がある．

　ストレスは生まれてから暴露されるだけでなく，生まれる前から胎内で暴露される場合もある．母親のストレスは胎児にどのように伝わり，それが出生後のホメオスタシスにどのような変化をもたらすのだろうか．

DOHaD 仮説

　1944年のオランダで，戦時中であることが大きな理由である食糧難が発生し，大勢の人々が飢餓状態で数カ月を過ごした．その時期に妊娠していた母親から生まれた子どもが，成長後に糖尿病や高血圧などの生活習慣病への罹患率が非常に高かった．この事実は，妊娠期における飢餓ストレスは，胎児に何らかの遺伝子変異がなされ，出生後の成長に大きく影響したと考えられた．このような現象を，提唱した研究者（David Barker 博士）の名前からバーカー仮説[1]，あるいは DOHaD（Developmental Origins of Health and Disease）仮説[2]といわれる．このオランダでの場合，胎児期において母親からの栄養供給が少なかったために，倹約遺伝子の発現が高まっており，来る飢餓の時期に備えてできるだけエネルギー源を貯蔵するようにプログラミングされていたと考えられる．飢餓が続く時代であれば生存のために有益な遺伝子発現であるが，飽食の現代にとっては逆に，肥満遺伝子として働いてしまう．それゆえ，妊娠期に飢餓状態から生まれてきた子は，成長後に肥満になりやすくなる．これは胎児期に記憶された長期にわたるエネルギーホメオスタシスによる反応である．生活習慣病の発症は環境要因が大きいといわれるが，このような遺伝要因は長期にわたって続くため，それに合わせた生活

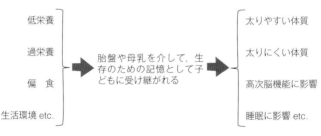

図1　DOHaD仮説の現象

環境を自分で整えることが必要になる（図1）.

　妊娠期の代謝ストレスは，仔の成長後の代謝を変えるだけでなく，仔の成長後の睡眠恒常性を変えることもある．マウス妊娠後期の摂食量を半減させ，その母親マウスから生まれた仔は成長後に，ノンレム睡眠時の睡眠深度が大きくなるようだ．断眠後のリバウンド睡眠も大きく，覚醒への閾値も高くなり，コントロールマウスと比べて少しの刺激では起きなくなる．これらのマウスの視床下部では脂質代謝に関与する遺伝子発現が増加しているため，脳内での脂質代謝の生まれ持った変化が，睡眠の恒常性基盤を変えている可能性が考えられる[3].

エピジェネティクス

　生体の細胞は，DNA配列や細胞内シグナル伝達などは同じであるのに，その遺伝子がコードするタンパク質の発現量や遺伝子発現の刺激応答性などが異なるために，同じ遺伝子配列にもかかわらず組織によって発現する遺伝子としない遺伝子がある．この理由の1つに，エピジェネティクス理論が当てはまる．DNAはメチル化される部位（シトシン残基とグアニン残基）が存在し，プロモーター部位がメチル化されるとその遺伝子は発現しにくくなる．このDNAメチル化は細胞増殖（DNA増殖）時にも維持される．また，DNAはヒストンと呼ばれるタンパク質に巻きついてクロマチン構造を形成しているが，ヒストンのアミノ酸側鎖が様々な修飾（アセチル化やメチル化，ユビキチン化やリン酸化，スモイル化など）がなされることで，DNAがヒストンからの外れやすさが変化し（クロマチン構造が緩み），DNAと転写因子の

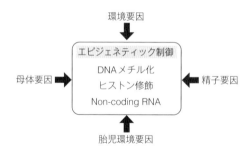

図2　DOHaD 仮説におけるエピジェネティクスの関与
胎児期だけでなく，授乳期や成長期，あるいは精子由来の要
因により，エピジェネティックな制御が生じ，ホメオスタシ
スのレベルが変化する．

結合性が変化する（図2）．

　このようなエピジェネティクスな遺伝子発現の制御が，胎児期ストレスに
よりプリセットされており，成長後も維持される．すなわち，DOHaD 現象
の多くは，エピジェネティクスで説明できると考えられる[4]．

父親のストレスも胎児に遺伝する？

　胎児期のストレスは母親からのストレスであるが，受精前の精子において
もエピジェネティック制御を受けた遺伝子が保存されており，父親における
ストレスもそのまま受精される場合もあるようだ[5]．

　例えば，父親の加齢によって精子形成の過程で DNA にエピジェネティッ
クな変異が生じ，その父親マウスの仔マウスは，大脳皮質の神経形成に変化
を伴いながら，多動傾向など社会行動や情動行動に影響することが報告され
ている．つまり，遺伝的なリスクの次世代への伝わり方が，加齢（おそらく
母親も）により蓄積したストレスの影響が出てくる可能性もあることを示唆
している．

三つ子の魂もエピジェネティクス？

　胎児期の環境だけでなく，産後早期の環境も成長に影響するようだ．マウ
スの実験で，幼少期に母子分離させると脳内の遺伝子がエピジェネティック
な変化を受けて働きが変わり，そのまま成長・加齢につながることが報告さ
れている[6]．昔から「三つ子の魂，百まで」という言葉があるように，生後 1,000

日はその子の心身ホメオスタシスの土台が作られる重要な期間として認識されているが，エピジェネティックな変化はその生物学的な根拠といえるかもしれない.

文　献

1) Barker DJ, Winter PD, Osmond C, et al.: Weight in infancy and death from ischaemic heart disease. Lancet, 2: 577-580, 1989.
2) Shimizu N, Chikahisa S, Nishi Y, et al.: Maternal dietary restriction alters offspring's sleep homeostasis. PLoS One, 8: e64263, 2013.
3) Gluckman PD, Hanson MA: Living with the past: evolution, development, and patterns of disease. Science, 305: 1733-1736, 2004.
4) Goyal D, Limesand SW, Goyal R: Epigenetic responses and the developmental origins of health and disease. J Endocrinol, 242: T105-T119, 2019.
5) Zhang Y, Shi J, Rassoulzadegan M, et al.: Sperm RNA code programmes the metabolic health of offspring. Nat Rev Endocrinol, 15: 489-498, 2019.
6) Weaver IC, Cervoni N, Champagne FA, et al.: Epigenetic programming by maternal behavior. Nat Neurosci, 7: 847-854, 2004.　doi: 10.1038/nn1276.

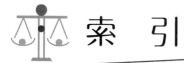

索 引

欧文索引

あとがき

　ホメオスタシスは生体に備わった恒常性を保つ機能の一部であり，本書では分かりやすいように，血糖値のホメオスタシスや血圧のホメオスタシスなど，アウトプット項目をそれぞれ分けて解説してきました．しかし，実際には複雑系であり，生体内では同時に絡み合いながらホメオスタシス維持機能が働いています．血糖値を維持するためのホメオスタシス機能が変化すれば体脂肪も変化するし，体水分量を維持するためのホメオスタシス機能が変化すれば血圧も変わります．

　生体内には，ホメオスタシスの変化を感じ取るセンサーがあり，それを中継するルートがあり，その情報を解析して指令を下す制御ボックスがあり，指令によって働くアクチュエーターがあります．ホメオスタシスは，それらがうまく波長を合わせながら動くことによって直接的あるいは間接的に維持されます．近年では，これらの働きを考慮したシステム生物学や数理モデルなど，ホメオスタシス維持機能を経時的に表現する方法や，予測する方法などが研究されています．

　近未来では，ほとんどの人が自分のホメオスタシスの状態を逐次確認しながら生活できるようになるでしょう．実際，すでに腕時計型のウェアラブルモニターが市販されています．ただし，現在の状態を知るには，安静時の値を見るだけでは足りません．何らかの負荷を与えて，それが元に戻るまでの過程（ホメオスタシス維持機能）を測定・評価できれば，非常に有用な健康維持モニターになるでしょう．

　臓器連関は個体丸ごとをひとつの社会としてとらえると分かりやすいかもしれません．その場合，臓器や組織は国になり，それぞれの細胞が人になるでしょうか．各組織の細胞が生き残るため，組織同士が連携を取り，自分たちに足りないものをお互いに得意なことで補い合いながら，うまく社会を回していくような．擬人化することは非科学的なことかもしれませんが，理解の手助けにはなると思います．

紙面の都合上，限られたテーマしか載せられませんでしたが，ホメオスタシスは掘り下げればもっと多くの疑問が出てくると思われます．体内時計によるホメオスタシス反応の違いとか，適応や加齢によるセンサー感度の変化とか，病態時におけるアクチュエーターの機能不全とか，遺伝による定常状態の違いなどもあるでしょう．

　＜まえがき＞でも記述しましたが，ホメオスタシスの生理学は，古くて新しい学問です．この発行を機に，この研究分野に参入する人が増えてくれればと願っています．また，読者のみなさんが少しでもホメオスタシスについて興味をもって理解するとともに，自分の健康行動を見直すきっかけになれば本望です．

　最後に，本書の執筆に際して，企画・編集を担当していただいた杏林書院の佐藤直樹様には，筆不精な私を心強く待っていただき，たびたび激励していただいたおかげで，完成までに至ったといっても過言ではありません．また，本書の内容に関しては，私がこれまでにお世話になった恩師や上司をはじめ，同僚や共同研究の先生方から，臓器間ネットワークさながらに網羅的なご指導をいただいたからこそ書き上げることができたと，深い想いに浸っております．この場をお借りいたしまして感謝申し上げます．

2023 年 5 月

志内哲也

2023年 8 月 10 日　第1版第1刷発行

Q&Aですらすらわかる ホメオスタシスのしくみ
臓器間ネットワークから解く健康
定価(本体2,400円+税)　　　　　　　　　　検印省略

著　者	志内 哲也	
発行者	太田 康平	
発行所	株式会社　杏林書院	
	〒113-0034　東京都文京区湯島4-2-1	
	Tel　03-3811-4887(代)	
	Fax　03-3811-9148	

© T. Shiuchi　　　　　　　　　　http://www.kyorin-shoin.co.jp

ISBN 978-4-7644-1239-2　C3047　　　　　　印刷・製本：三報社印刷
Printed in Japan
乱丁・落丁の場合はお取り替えいたします.